黑莓功能因子及其健康价值

主　编　李松林　孔　铭
参　编（按姓氏笔画排序）

于春华　王俊杰　毛　茜　龙　芳

伍城颖　沈　红　宋婧怡　周　静

周姗姗　郑泽岳　郑学瑜　郝彩凤

徐金娣　黄佩瑶

苏州大学出版社

图书在版编目（CIP）数据

黑莓功能因子及其健康价值／李松林，孔铭主编.
苏州：苏州大学出版社，2024.12. -- ISBN 978-7
-5672-4972-1

Ⅰ.R151.3

中国国家版本馆 CIP 数据核字第 2024KS9985 号

黑莓功能因子及其健康价值

主　　编：李松林　孔　铭
责任编辑：徐　来
装帧设计：刘　俊

出版发行：苏州大学出版社（Soochow University Press）
社　　址：苏州市十梓街1号　　邮编：215006
印　　刷：苏州市越洋印刷有限公司
邮购热线：0512-67480030
销售热线：0512-67481020

开　　本：880 mm×1 230 mm　1/32　印张：2.75　字数：53千
版　　次：2024年12月第1版
印　　次：2024年12月第1次印刷
书　　号：ISBN 978-7-5672-4972-1
定　　价：25.00元

图书若有印装错误，本社负责调换
苏州大学出版社营销部　电话：0512-67481020
苏州大学出版社网址　http://www.sudapress.com
苏州大学出版社邮箱　sdcbs@suda.edu.cn

前 言

　　黑莓是一种小浆果类水果，原产于北美和欧洲，1986年在我国引种成功。黑莓不但含有丰富的维生素、氨基酸和矿物质等传统营养素类活性成分，而且含有丰富的花青素、黄酮和有机酸等非传统营养素类活性成分。目前研究表明，这些活性成分对降低肿瘤、糖尿病、心脑血管病、肥胖、衰老和阿尔茨海默病等诸多疾病发生风险有积极作用。因此，黑莓被联合国粮农组织认定为第三代新型特种小浆果，被誉为"生命之果"、"药用浆果"和"水果黑钻石"。

　　我国栽培黑莓虽然已有几十年，但人们并不像了解其他水果那样熟识黑莓。究其原因可能有以下几方面：一是黑莓鲜果极易变质，存放条件苛刻，极少以鲜果销售，百姓不易在水果市场见到；二是长期以来黑莓多被制成初加工品出口国外，极少在国内销售；三是我国虽然在黑莓的引种栽培技术方面研究深入，但对其营养保健方面的研究还不多。国外学者对黑莓的研究较早，但研究成果都发表在外文专业刊物上，我国普通百姓不易看到，自然也就缺少对黑莓营养健康功效的深入了解。

　　随着我国经济发展和人民生活水平的提高，人

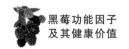

们对水果消费和健康的需求也日益增长。为了帮助广大消费者更全面地了解黑莓，在水果类健康产品消费时有更多选择，作者团队综合自己近年来的研究成果和大量的国外研究资料，对黑莓的功能因子及其健康价值进行了系统梳理，编撰成此读物。

　　本书力求通俗易懂，且做到对黑莓功能因子及其健康价值的描述有文可考、有据可查。本书既适合广大百姓阅读，也便于农学和医学院校师生参考。

　　本书的编撰得到了南京中医药大学附属中西医结合医院、中国中医科学院江苏分院、江苏省中医药研究院和南京莓好生物科技有限公司的支持，书稿的出版得到了苏州大学出版社编辑刘一霖女士和徐来女士的指导和帮助，在此一并致谢。

　　由于编写时间仓促及编者水平有限，书中难免存在不足之处，敬请读者批评指正。我们将拓展相关研究，不断积累研究成果，以便再版时修订完善。

编者

2024 年 5 月 12 日

【目 录】

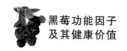

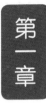

第一章

黑莓概述

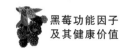
黑莓是一种小浆果类水果，原产于北美和欧洲，栽培品种较多，1986年在我国引种成功。由于黑莓鲜果极易腐坏变质，市场销售极少，其商品主要是各种加工品。黑莓用于保健历史悠久，也是常用的天然色素来源之一。

一、黑莓植物形态和主要品种

黑莓（Blackberry）属于蔷薇科（Rosaceae）悬钩子属（*Rubus*）实心莓亚属（*Eubatus*）（又称黑莓亚属）。其植株分为蔓生、半直立和直立三种灌木类型，还分为有刺、无刺和少刺类型。每年3月中下旬萌发新枝，5月初长出白色、粉红色或红色花蕾，6月结出果实，7月至8月初果实成熟（图1）。黑莓果实由许多小果组成，属于聚合果，近球形，无毛。随着黑莓果实的成熟，颜色由绿色转为红色，完全成熟时呈现紫红色至深紫黑色。南京溧水地区黑莓栽培生境见图2。

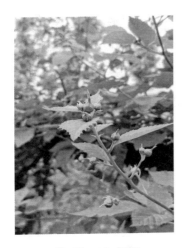 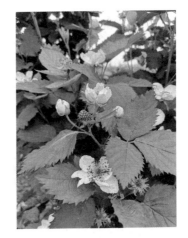

4月下旬（含苞期）　　　　　5月上旬（开花期）

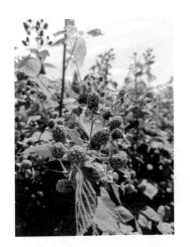 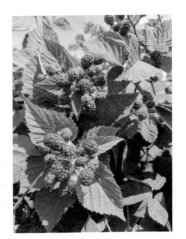

5月中旬（绿果期）　　　　5月中下旬（红果期）

图1　黑莓果实生长成熟过程

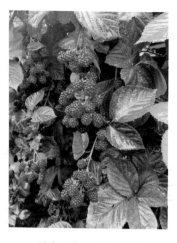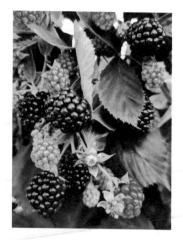

6月中上旬（紫红果期）　　　6月下旬至7月上旬（紫黑果期）

图1（续）

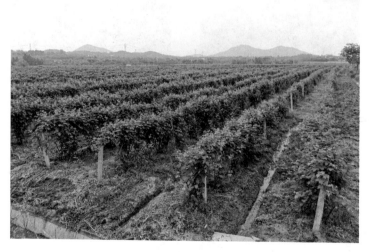

图2　南京溧水地区黑莓栽培生境

黑莓是多个黑莓亚属的杂交和多倍化产物，故栽培品很难确定具体种名。黑莓栽培品种多样，目前国外已经培育出数百个品种，包括‘Navaho’（纳瓦荷）、‘Shawnee’（萨尼）、‘Hull’（赫尔）、‘Chester’（切斯特）、‘Triple Crown’（三冠王）、‘Kiowa’（卡伊娃）和‘Boysen’（宝森）等（吴文龙 等，2010）。

二、黑莓原产地和中国引种栽培

国外黑莓的商业化栽培已超百年。2000 多年前，古希腊当地人已形成采食野生有刺黑莓的习俗。16 世纪，欧洲国家开始优化野生黑莓品种。其原产地中心位于高加索地区，随后种植范围逐渐扩展至整个欧洲（Hummer，2010）。19 世纪，人们将黑莓由美国引种到太平洋周边各洲。美国是世界上黑莓年产量最大的国家，种植区主要分布于俄勒冈、加利福尼亚和得克萨斯等地。智利和新西兰等地也是黑莓的重要产区（李维林 等，2012）。

中国没有野生黑莓分布。1986 年，中国科学院植物研究所首次将黑莓引种栽培到江苏南京。目前，南京溧水地区是国内黑莓种植基地之一，被誉为"中国黑莓之乡"。此外，黑莓在贵州、陕西、北京、山东和江苏连云港等地均有种植。中国已逐步成为世界第三大黑莓产区。

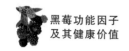
目前，国内黑莓主要的栽培品种为'Hull'（赫尔）和'Chester'（切斯特），年产量超过 3 万吨，大部分鲜果加工成速冻果出口到美国、澳大利亚、加拿大、新西兰、日本等国家。中国已成为黑莓主要的出口国（李维林等，2012）。

三、黑莓果实的特性

黑莓果实柔软多汁，易受机械损伤，国内一般都采取人工采收方式。黑莓含有的细胞壁水解酶和氧化酶容易导致新鲜果实中褐色色素形成和活性成分遭到破坏，从而引起果实品质下降。黑莓成熟期又在夏季，果实极易腐坏、变质，采摘后自然环境条件下仅能保存半天。因此，黑莓通常要求采收 2 小时内冷冻保存。由于贮藏和运输条件苛刻，黑莓鲜果销售极少，其主要作为各种加工品生产的原料，人们大多只有适逢采摘季节方能品尝到新鲜黑莓。

四、黑莓的健康价值

黑莓用于保健历史悠久，关于其药用价值的记载最早可追溯到公元前。古希腊作家埃斯库罗斯和"医学之父"希波克拉底的著作中就有将黑莓茎和叶浸泡在白葡萄酒中用于止血（Hummer，2010）的记载。16 世纪，黑莓被记载用于治疗口腔和眼部感染（Collins，2000）。现代研究发现，黑莓有助于降低收缩压，从而降低罹患心血管疾病的风险（Matsusima et al.，2013）；减少脂质过氧化，进而改善肥胖和胰岛素抵抗者的胰岛素敏感性，降低空腹血糖（Solverson et al.，2018；Stull et al.，2010），并降低餐后葡萄糖对蔗糖负荷的反应（Törrönen et al.，2010），改善糖尿病患者糖脂稳态（Azofeifa et al.，2016）。黑莓还可以改善对急性压力的反应，具有类似抗焦虑的效果，与化学药物"地西泮"的药效相似（Fernandez-Demeneghi et al.，2019）。此外，黑莓对脂肪变性有抑制作用，能抑制甘油三酯的过度积累，降低非酒精性脂肪肝发生的风险（Wang et al.，2016）。黑莓的降血压、降血糖、降血脂、保护心血管、抗焦虑和护肝等保健功效，与其所含多种成分具有的广泛生物活性有关。

黑莓还是常用的天然色素来源之一，是食品、保健品等生产领域不可多得的天然原料。目前，黑莓经加工一般制成果汁、果酱、冻果、酒制品，或添加于面霜、面膜、精油、沐浴露等护肤品中，在补充营养、保护皮肤健康、防治疾病方面的应用前景越来越广阔。

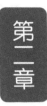

第二章

黑莓传统营养素类功能因子及其健康价值

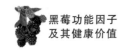
黑莓不仅含有人体必需的蛋白质、脂肪和碳水化合物（表1），还含有脂肪酸、氨基酸、维生素和矿物质等营养成分。根据《中国居民膳食营养素参考摄入量（2023版）》（中国营养学会，2023），黑莓含有推荐的15种矿物质中的9种，以及14种膳食维生素中的11种，对平衡营养具有积极作用。

表1　黑莓中蛋白质、总脂肪和碳水化合物含量

单位：g

成分	含量
蛋白质	1.39
总脂肪	0.49
碳水化合物	9.61

资料来源：美国农业部食品数据库。

注：表中数据为每100 g黑莓中相关成分的含量。

一、脂肪酸

黑莓，特别是黑莓籽含有丰富的脂肪酸（表2）。黑莓所含的脂肪酸中包括大量的不饱和脂肪酸和多不饱和脂肪酸，如油酸、亚油酸、亚麻酸等。黑莓籽油中不饱和脂肪酸含量超过90%，以亚油酸为主（含量达60%~70%）（赵俸艺 等，2023）。脂肪酸能够为机体提供能量，保证细胞的正常生理功能，帮助脂溶性维生素的吸

收，使胆固醇酯化，降低血液中胆固醇和甘油三酯含量，提高脑细胞活性。亚油酸、亚麻酸等不饱和脂肪酸更是人体不可或缺的必需脂肪酸，在调控神经系统、预防心血管疾病等方面起着极为重要的作用（邵颖，2015）。

表2 黑莓中脂肪酸含量

单位：g

脂肪酸	含量
总饱和脂肪酸	0.014
饱和脂肪酸（16：0）	0.012
饱和脂肪酸（18：0）	0.003
总不饱和脂肪酸	0.047
不饱和脂肪酸（18：1）	0.044
不饱和脂肪酸（20：1）	0.004
总多不饱和脂肪酸	0.280
多不饱和脂肪酸（18：2）	0.186
多不饱和脂肪酸（18：3）	0.094

资料来源：美国农业部食品数据库。

注：1. 表中数据为每100 g黑莓中脂肪酸的含量。

2. 表中括号内比号前后的数字分别表示脂肪酸分子中的碳原子数和双键数。

二、氨基酸

黑莓果肉含有18种氨基酸，包括人体必需的8种氨

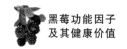
基酸（它们在人体内无法合成，需要由食物提供，分别为苯丙氨酸、蛋氨酸、赖氨酸、苏氨酸、色氨酸、亮氨酸、异亮氨酸和缬氨酸），以及另外 10 种氨基酸（谷氨酸、组氨酸、甲硫氨酸、胱氨酸、甘氨酸、天冬氨酸、丙氨酸、脯氨酸、丝氨酸和酪氨酸）。

氨基酸作为蛋白质的组成成分，对维持人体正常代谢、机体稳态具有重要意义。氨基酸能够合成或修补组织蛋白质，补充人体新陈代谢所需蛋白质，合成含氮化合物，如嘌呤、肌酸等。人体必需氨基酸过多或过少，均会导致机体的不平衡，甚至会引起体内负氮平衡，影响机体的生理机能。例如，人体缺乏赖氨酸会引起食欲减退、新陈代谢紊乱、体内多种酶活性降低、造血功能障碍等；缺乏蛋氨酸会引起脂肪肝、肝坏死、卵磷脂缺乏等；缺乏色氨酸会引起精神行为异常、记忆力减退等（王小生，2005）。

三、维生素

黑莓含有 11 种维生素（表 3），其中维生素 C 的含量是蓝莓中的 3 倍。维生素对维持机体正常代谢和免疫功能具有不可或缺的作用。

表 3　黑莓中部分维生素含量

单位：mg

维生素	含量
维生素 C	21
维生素 A	0.011
维生素 B_1	0.02
维生素 B_2	0.026
胆碱	8.5
烟酸	0.646
泛酸	0.276
维生素 B_6	0.03
叶酸	0.025
维生素 E	1.17
维生素 K	0.0198

资料来源：美国农业部食品数据库。

注：表中数据为每 100 g 黑莓中维生素的含量。

1. 维生素 C

维生素 C，又名抗坏血酸，其四种异构体中的 L-抗坏血酸的生物活性最高，表现出强抗氧化性，具有多种生理功能，与人体健康密切相关。人体本身无法合成维生素 C，必须从外源摄取。维生素 C 的每日推荐摄入量为 100 mg，是每日推荐摄入量最大的维生素。一些特殊人群，如孕妇、哺乳期妇女、运动员、长期服用药物和

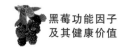
免疫力低下等人群，需要适量增加维生素 C 的摄入量，以充分满足机体对维生素 C 的正常生理需求（曾翔云，2005）。维生素 C 通常只存在于植物性食物中，黑莓中维生素 C 含量较高，每 100 g 黑莓果肉含有约 21 mg 的维生素 C，可提供人体一天维生素 C 最低需求量的 1/4。

维生素 C 的生理功能如下：

（1）预防和治疗各种血液疾病

维生素 C 具有较强的还原性，可将食物中的三价铁（Fe^{3+}）还原成二价铁（Fe^{2+}），促进铁在肠道内的吸收，有利于预防和治疗缺铁性贫血。维生素 C 可将叶酸（F）还原成具有生物活性的四氢叶酸（FH_4），促进叶酸的活化，从而有利于预防和治疗因缺乏叶酸导致的恶性贫血（巨幼红细胞性贫血）。维生素 C 是胶原脯氨酸羟化酶的辅因子，因此人体缺乏维生素 C 就会导致脯氨酸无法转化为羟脯氨酸，影响胶原蛋白的合成，从而出现毛细血管破损、瘀血、紫癜、牙龈出血、伤口愈合延迟、骨质脆弱、关节疼痛等症状。补充维生素 C 是治疗维生素 C 缺乏症的主要手段（杨建辉，2012）。

（2）促进胶原形成和类固醇的代谢

维生素 C 能够活化脯氨酸羟化酶和赖氨酸羟化酶，促进脯氨酸和赖氨酸向羟脯氨酸和羟赖氨酸的转化，进而促进组织细胞间质中胶原的形成。另一方面，维生素 C 可参与类固醇的羟基化反应，如促进胆固醇转化为胆汁酸、皮质激素及性激素等（曾翔云，2005）。

（3）维持骨骼和牙齿的正常功能

维生素 C 在消化道中形成的酸性介质能防止不溶性钙配合物的生成，促进膳食钙的吸收，同时能促进钙在骨骼和牙齿中的沉积，有利于维持骨骼和牙齿的正常功能（曾翔云，2005）。

（4）维持细胞膜的完整性

维生素 C 在谷胱甘肽还原酶的作用下，可使氧化型谷胱甘肽（GS-SG）还原为还原型谷胱甘肽（G-SH），有利于还原型谷胱甘肽发挥抗氧化作用，消除脂性过氧化物对细胞膜的破坏（曾翔云，2005）。

（5）抗衰老

维生素 C 能抑制体内自由基、过氧化脂质等有害物质的形成，从而延缓人体衰老（曾翔云，2005）。

（6）防癌抗癌

对维生素 C 的抗肿瘤研究已接近半个世纪，其涉及的机制包括：诱导过氧化应激反应，产生过氧化氢，或者由于维生素 C 氧化产物脱氢抗坏血酸的还原性，使肿瘤细胞内部能量耗竭；调节表观遗传学改变，增强具有脱甲基作用的酶活性，降低 DNA 或组蛋白甲基化水平，从而降低肿瘤细胞的恶性程度；调节低氧诱导因子-1 活性，增强细胞内低氧诱导因子羟化酶活性，抑制低氧诱导因子-1 转录反应，从而降低肿瘤细胞的恶性程度（赵

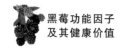
文芝 等，2019）。

2. 其他维生素

黑莓中其他维生素的生理功能见表 4（周春燕，2018）。

表 4 黑莓中其他维生素的生理功能

名称	生理功能	缺乏症状
维生素 A	合成视紫红质；参与糖蛋白合成；促进生长发育；抗氧化；抑制肿瘤生长	夜盲症；干眼症；皮肤粗糙硬化
维生素 E	促使垂体促性腺激素分泌；抗氧化；影响脂类代谢；保护红细胞	溶血性贫血；营养性肌肉萎缩；不育症；月经不调；子宫机能衰退
维生素 K	与凝血作用相关，许多凝血因子的合成与之有关	体内不正常出血
维生素 B_1	强化神经系统；促进碳水化合物代谢，促进食欲	情绪低落；肠胃不适；手脚麻木；脚气病
维生素 B_2	促进碳水化合物、脂肪与蛋白质的代谢；有助于形成抗体及红细胞；维持细胞呼吸	口角炎；口腔内黏膜发炎；眼睛易疲劳
烟酸	维护皮肤的正常功能和消化腺的分泌功能；降低胆固醇水平	糙皮病
胆碱	促进白细胞增生；维持生物体代谢功能	智力发育迟缓；血液疾病；皮肤疾病；低血糖；过敏；肌无力
泛酸	增强免疫力；参与碳水化合物、脂肪及蛋白质的代谢；加速伤口痊愈	口疮；记忆力衰退；失眠；腹泻；低血糖

名称	生理功能	缺乏症状
维生素 B_6	参与蛋白质的合成与代谢；参与核酸、某些神经介质的合成	唇干裂；脂溢性皮炎；肌肉抽搐
叶酸	参与氨基酸代谢和血红蛋白、核酸的合成	神经管畸形；巨幼红细胞贫血；脂溢性皮炎；皮肤色素沉着

四、矿物质

黑莓富含钾、钙、硒和锌等矿物质（表5）。每100 g黑莓中钙、铁、镁、磷、锌、钾、铜、硒含量均比蓝莓高，其中锌含量比蓝莓高6倍（Komarnytsky et al.，2023）。

表5 黑莓中矿物质含量

单位：mg

矿物质	含量
钙	29
铁	0.62
镁	20
磷	22
钾	162
钠	1
锌	0.53
铜	0.165
硒	0.000 4*

资料来源：美国农业部食品数据库。

注：1. 表中数据为每100 g黑莓中矿物质的含量。

2. *我国学者测得每100 g黑莓中微量元素硒的含量为0.217~0.271 mg（李维林 等，1998）。

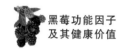
黑莓含有的矿物质参与人体的生长发育、免疫、内分泌、生殖遗传等过程，在维持机体平衡方面发挥着重要作用。

1. 钙

钙是人体所需最多的矿物质元素，维持着骨骼的健康。钙可以参与调节神经、肌肉的兴奋性和酶活性，预防抽搐的发生，维持神经、肌肉的正常功能。此外，钙还能影响毛细血管的通透性，对体液中水分的调节具有非常重要的作用（王默涵 等，2020）。

2. 铁

铁在人体中的主要功能是合成血红蛋白，用于运输氧，同时又是很多酶的组成成分以及氧化还原活性酶的活化剂。人体缺铁会引发缺铁性贫血，影响红细胞的运氧能力，导致身体产生一系列的生理功能障碍（王懿，2021）。

3. 硒

硒是人体必需的营养元素，它是多种酶的组成部分。例如，硒代半胱氨酸就是抗氧化酶谷胱甘肽过氧化酶的活性中心。缺硒可导致谷胱甘肽过氧化酶活性下降，细胞对抗氧化应激的能力下降。长期缺硒可使免疫功能下降，引发肝脏病变、肌肉萎缩、克山病、大骨节病、关节炎，还会导致多种癌症的死亡率上升（李浩男 等，2022）。研究证实，硒与肿瘤、心血管疾病、糖尿病、肝病、神经退行性疾病和衰老等高度相关（李浩男 等，2022）。适当提高硒的摄入量，对预防疾病、维持身体健康具有重要意义。例如，血浆中硒浓度低于 120 ng/mL 的受试者适量补充硒（每天200 μg），可显著降低患癌风险（Combs et al.，2001）。饮食中添加有机硒，能改善心血管疾病和肥胖患者的认知功能，减少焦虑和情绪不稳定，提高整体健康（Derbeneva et al.，2012）。

我国部分地区膳食中缺硒。原农业部西北植物营养与农业环境重点实验室 2017 年调查显示，我国缺硒地区占全国总面积的 51%，有超过 1.05 亿人口存在因硒摄入量过少而导致的健康问题，特别是中老年人更易出现硒营养素的缺乏。多项研究与调查结果表明，我国成人硒的每日摄入量低于 27 μg。特定人群更应合理摄入硒，推荐摄入量见表6（李浩男 等，2022）。黑莓被认为是富含硒的水果（李维林 等，1998），且黑莓中的硒属于天然植物特有的活性有机硒，易于吸收。因此，黑莓可以是合理补充硒元素的重要食物来源。

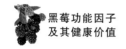
表6　我国特定人群硒的推荐摄入量

单位：μg

人群	硒的推荐摄入量
孕妇	50
乳母	65
肝病、肾病患者	250~350
心血管病患者	250~300
糖尿病患者	300~400
儿童	25~50
亚健康者	50~100

注：表中数据为每日推荐的摄入量。

4. 锌

锌是人体必需的微量元素，广泛存在于人体各部位，参与组成300多种酶和1 000多种转录因子，在维持机体内环境稳态、调节免疫功能和抗氧化应激中发挥着重要作用（成凯丽 等，2023）。锌缺乏主要损害消化、免疫、神经、内分泌和皮肤系统。游离锌主要积聚于神经末梢的突触囊泡内，作为神经递质或神经调质，对大脑的生长和发育起着至关重要的作用。因此，儿童缺锌可抑制正常大脑皮层的发育，从而影响脑的发育，使记忆力减退，智力低下（马宏浩 等，2020）。有机锌能促进肠道黏膜上皮生长发育，增强肠道黏膜屏障功能，促进肠道免疫，维护肠道生物屏障，从而保障肠道健康（张锦秀等，2021）。锌是铜/锌超氧化物歧化酶的重要组成成分，对维持机体氧化应激平衡也具有极为重要的作用。一项关于锌对调节成人神经干细胞增殖作用的研究表明，饮食中缺锌使细胞数量减少了一半（Corniola et al.，2008）。血清中锌水平降低，可加剧动脉粥样硬化发展，从而增加脑卒中的患病风险。以美国全国健康与营养检查调查（NHANES）数据（2011年至2018年）为基础，对8 741名受试者对照分析显示，锌摄入量的增加与脑卒中的患病风险呈负相关，且这种相关性在大于65岁、患高血压、有吸烟史、非糖尿病受试者中更为明显（成凯丽 等，2023）。此外，锌直接参与精子的生长、成熟、激活或获能等过程，对精子活力代谢及其稳定性都具有重要作用（黄秋婵 等，2009）。

五、碳水化合物

黑莓中的碳水化合物分为游离糖和多糖两大类。具体来说，其中的游离糖包括葡萄糖、果糖、蔗糖、麦芽糖和半乳糖。与其他水果相比，黑莓属于低含糖量水果（游离糖含量见表7）。此外，黑莓还含有少量多糖。研究证实，黑莓中的多糖由葡萄糖、甘露糖、鼠李糖、半乳糖、阿拉伯糖和半乳糖醛酸以不同摩尔比构成（Dou et al.，2021；Li et al.，2022）。

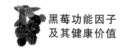
表 7　黑莓中游离糖含量

单位：mg

种类	含量
葡萄糖	2.31
果糖	2.40
蔗糖	0.07
麦芽糖	0.07
半乳糖	0.03

资料来源：美国农业部食品数据库。
注：表中数据为每 100 g 黑莓中游离糖的含量。

　　从黑莓果实中分离出的多糖已被证实具有抗氧化、降血糖和降血脂的作用（Komarnytsky et al.，2023）。在胃肠道消化系统中，上述多糖的分子量越高，抗氧化活性越强，抑制 α-葡萄糖苷酶和晚期糖基化终产物（AGEs）的能力也越强（Dou et al.，2021）。从黑莓果实中分离出的多糖能促进肠道中短链脂肪酸的产生，降低结肠的 pH，降低厚壁菌门（*Firmicutes*）与拟杆菌门（*Bacteroidetes*）的比例，以调控肠道生态系统，表现出较好的益生元样作用（Dou et al，2019；Li et al.，2022）。除了黑莓果实，从黑莓种子中分离得到的多糖也被证实能通过调节血管内皮活性物质、增加血流和抗凝活性来抑制血栓的形成（Wang et al.，2017）。

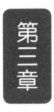

第三章

黑莓非传统营养素类功能因子及其健康价值

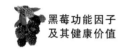
　　黑莓富含许多非传统营养素类活性成分，主要包括
花青素、原花青素、鞣花单宁、黄酮、有机酸、类胡萝
卜素和三萜酸等（郝彩凤 等，2024）。这些活性成分被
证实具有改善人体生理功能和预防疾病的作用。

　　目前有 8 种非传统营养素类活性成分被纳入《中国
居民膳食营养素参考摄入量（2023 版）》（中国营养学
会，2023），黑莓就含有其中的 6 种，包括膳食纤维、花
青素、番茄红、叶黄素、原花青素和植物甾醇（参考摄
入量见表 8），体现了黑莓活性成分的多样性。

表 8　黑莓中含有的 6 种非传统营养素类活性成分参考摄入量

名称	特定建议值	可耐受最高摄入量
膳食纤维	25 g	—
花青素	50 mg	—
番茄红	18 mg	70 mg
叶黄素	10 mg	40 mg
原花青素	—	800 mg
植物甾醇	0.9 mg	2.4 mg

　　注：表中数据为每日参考摄入量推荐，“—”表示暂未获得
数据。

一、花青素

　　花青素是一类水溶性天然色素。已知的花青素有 20
多种，食物含有的重要花青素有 6 种，即天竺葵素
（Pelargonidin）、矢车菊素（Cyanidin）、飞燕草素（Del-

phinidin）、芍药素（Peonidin）、牵牛花素（Petunidin）和锦葵素（Malvidin）。自然状态的花青素都以糖苷形式存在，又称花色苷。黑莓含有丰富的花青素，主要包括矢车菊素、天竺葵素和锦葵素三种［表9（Jordheim et al.，2011；Kaume et al.，2012；Kolniak-Ostek et al.，2015）、图3］，其中以矢车菊素的含量最高。通常花青素的颜色和稳定性受 pH、光、温度、结构和金属离子的影响。在酸性条件下，花青素是红色色素，而在碱性环境下它们会转变为蓝色色素（He et al.，2010）。

表9　黑莓中主要花青素类成分

编号	化合物	分子式	分子量	CAS 号
1	矢车菊素-3-O-葡萄糖苷 （cyanidin 3-O-glucoside）	$C_{21}H_{21}O_{11}$	449.38	47705-70-4
2	矢车菊素-3-O-阿拉伯糖苷 （cyanidin 3-O-arabinoside）	$C_{20}H_{19}O_{10}$	419.35	792868-19-0
3	矢车菊素-3-O-半乳糖苷 （cyanidin 3-O-galactoside）	$C_{21}H_{21}O_{11}$	449.38	142506-26-1
4	矢车菊素-3-O-木糖苷 （cyanidin 3-O-xyloside）	$C_{20}H_{19}O_{10}$	419.35	29761-24-8
5	矢车菊素-3-O-芸香糖苷 （cyanidin-3-O-rutinoside）	$C_{27}H_{31}O_{15}$	595.50	28338-59-2
6	矢车菊素-3-O-槐糖苷 （cyanidin 3-O-sophoroside）	$C_{27}H_{31}O_{16}$	611.50	38820-68-7
7	锦葵素-3-O-阿拉伯糖苷 （malvidin 3-O-arabinoside）	$C_{22}H_{23}O_{11}$	463.42	743361-04-8
8	天竺葵素-3-O-葡萄糖苷 （pelargonidin-3-O-glucoside）	$C_{21}H_{21}O_{10}$	433.43	47684-27-5

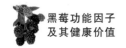
矢车菊素-3-O-葡萄糖苷

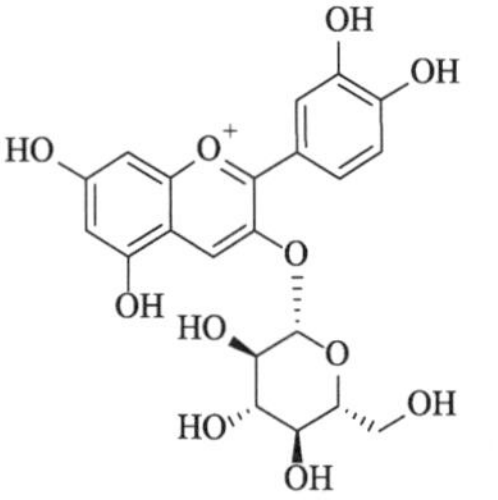

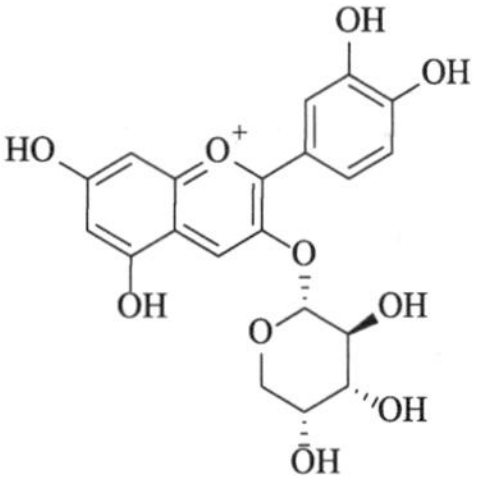

矢车菊素-3-O-阿拉伯糖苷

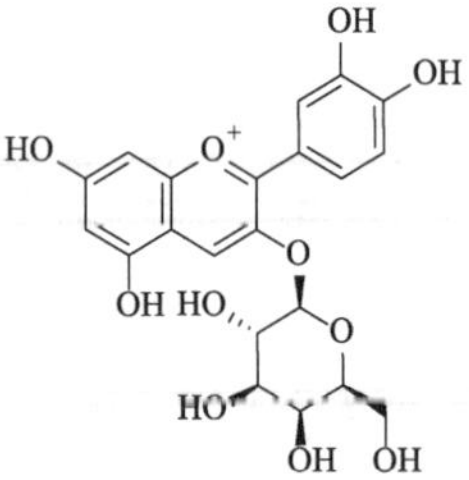

矢车菊素-3-O-半乳糖苷

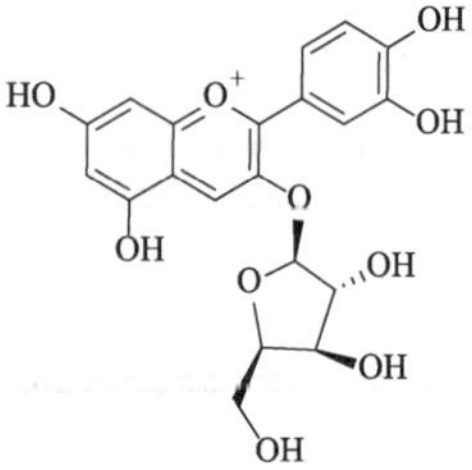

矢车菊素-3-O-木糖苷

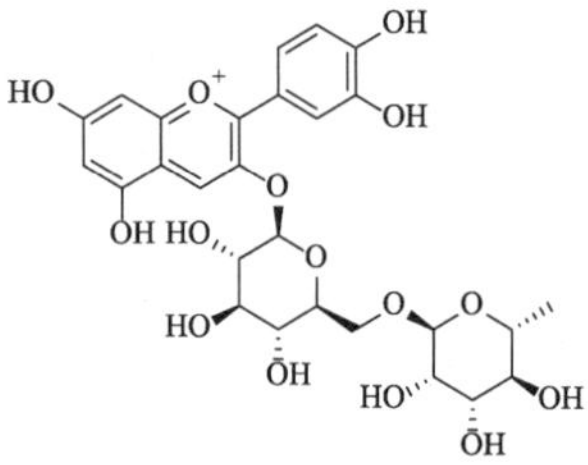

矢车菊素-3-O-芸香糖苷

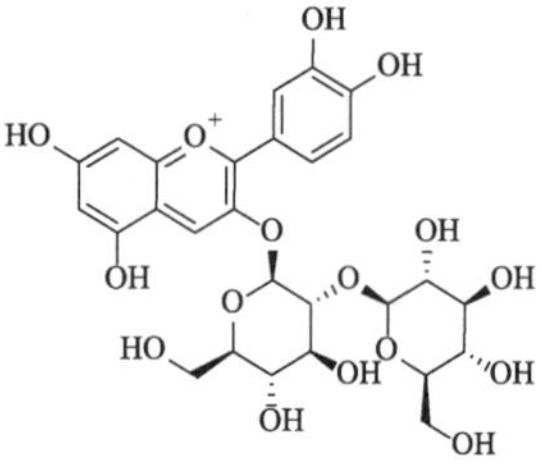

矢车菊素-3-O-槐糖苷

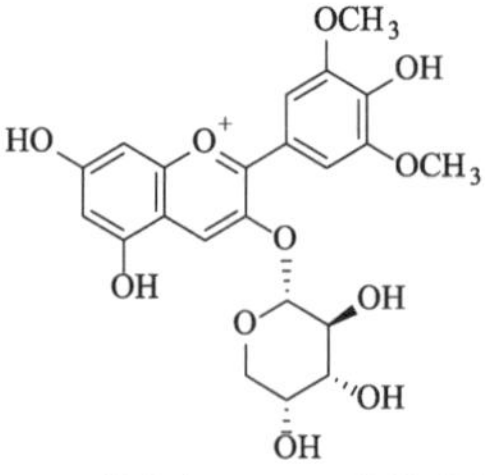

锦葵素-3-O-阿拉伯糖苷

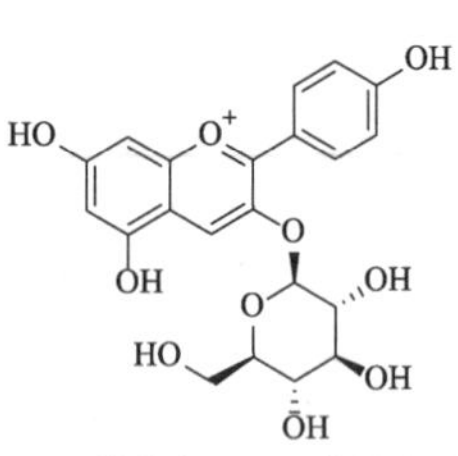

天竺葵素-3-O-葡萄糖苷

图3　黑莓中主要花青素类成分结构

花青素是公认的抗氧化剂。花青素的安全性高，在预防和治疗不良健康事件中作用明确。坚持食用富含花青素的食物与延缓衰老以及降低肥胖、糖尿病、癌症和心血管疾病等风险直接相关（Mattioli et al.，2020；Tosti et al.，2018）。花青素本身的生物利用度很低（Kalt，2019），其主要在肠道糖苷酶的作用下，糖苷键断裂，杂环分解，产生更具有生物可利用性的简单酚类物质（包括没食子酸、原儿茶酸、丁香酸、对香豆酸、香草酸等），从而发挥健康功效（Hidalgo et al.，2012；Tian et al.，2019）。

花青素的主要生物活性包括以下几个方面：

1. 保护心血管

心血管疾病在全球死亡原因中位列第 5 位，在我国城乡居民疾病死亡构成比中占首位（中国心血管健康与疾病报告编写组，2023），是 65 岁以上成年人死亡的主要原因。临床研究已证实，花青素与较低的中风、缺血性心脏病等致命心血管疾病风险相关（McCullough et al.，2012）。历时 24 年对纳入的 43 880 例健康男性的大样本前瞻性队列分析显示，较高的花青素摄入量可使非致死性心肌梗死风险降低 14%（Cassidy et al.，2016）。在年轻女性中，大量摄入黑莓等深色水果中的花青素可以使心肌梗死风险降低 32%（Cassidy et al.，2013）。临

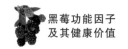

床对照试验也确认，血脂异常受试者给予花青素 12~24 周后，血清低密度脂蛋白（LDL）、高密度脂蛋白（HDL）和胆固醇（TC）浓度均有显著下降（Qin et al.，2009；Zhu et al.，2013），同时血清 C 反应蛋白和血浆白介素-1β（IL-1β）相比安慰剂组也有所下降（Zhu et al.，2013），高密度脂蛋白对氧磷酶-1（HDL-PON1）的活性增加（Zhu et al.，2014）。每天补充 80 mg 或 320 mg 花青素，可分别对血脂谱和胆固醇外排能力产生中度或高度的改善（Xu et al.，2021），从而降低患心血管疾病的风险。

大量动物模型和体外实验证据支持花青素及其代谢物可以改善心脏功能，降低心肌细胞肥大和心脏纤维化程度，并减轻肥胖动物和伴有心肌梗死的肥胖动物的心脏氧化应激（Si et al.，2017）。花青素主要通过抗炎、改善内皮功能、降血脂和降血压等途径发挥保护心脏的作用（Cassidy et al.，2011；Cassidy et al.，2013；Chanet et al.，2012；Wedick et al.，2012）。

（1）抗炎及改善内皮功能

花青素能抑制血管紧张素转换酶（ACE）的活性（Ojeda et al.，2010），并以剂量依赖的方式抑制诱导型一氧化氮合酶（iNOS）的活性和在转录水平的蛋白表达、核因子-κB（NF-κB）的活化和一氧化氮（NO）的产生（Pergola et al.，2006），发挥抗炎活性。花青素还能增加冠状动脉闭塞和再灌注后心脏谷胱甘肽（GSH）的浓度，减少梗死面积，使心肌在体外对缺血和再灌注损伤的敏感性降低（Toufektsian et al.，2008）。黑莓中的矢车菊素-3-*O*-葡萄糖苷已被证实可促进内皮细胞迁移和存活（Libby et al.，2011；Wang et al.，2012）。

（2）降血脂

花青素能够增强动脉粥样硬化斑块的稳定性，抑制动脉粥样硬化病变（Miyazaki et al.，2008；Oak et al.，2006；Xia et al.，2006），这实际上与花青素的抗氧化和降血脂作用有关。富含花青素的食物均具有降低胆固醇（TC）的作用（Bhaswant et al.，2017；Çoban et al.，2013；Jiang et al.，2017；Ma et al.，2016；Sankhari et al.，2012；Wang et al.，2018；Yang et al.，2011）。低密度脂蛋白（LDL）和其他含载脂蛋白的脂蛋白在大动脉和中动脉血管壁上的积累引起的内皮细胞活化，是动脉粥样硬化病变发展的初始阶段。花青素通过增加对氧磷酶1（PON1）的活性（Farrell et al.，2015；Millar et al.，2018），抑制诱导型一氧化氮合酶（iNOS）的活性，产生强氧化剂，从而降低低密度脂蛋白的水平（Xia et al.，2006）。矢车菊素-3-*O*-葡萄糖苷具有预防或逆转高胆固醇血症引起的内皮功能障碍的作用（Libby et al.，2011；Wang et al.，2012）。

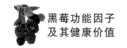
（3）降血压

补充富含花青素的食品可以降低肥胖小鼠收缩压和舒张压（Shi et al.，2019），改善或预防与肥胖相关的代谢紊乱、低度炎症及高血压（Mykkänen et al.，2014），降低自发性高血压大鼠血浆脂质过氧化易感（Mihailovic-Stanojevic et al.，2016）。矢车菊素-3-*O*-葡萄糖苷被证实能预防心脏肥厚和舒张功能障碍（Aloud et al.，2018）。

2. 降血糖

据《美国临床营养学杂志》（*American Journal of Clinical Nutrition*）报道，经 18 年对 3 645 585 人次随访发现，较高的花青素摄入量与较低的 2 型糖尿病（T2DM）风险显著相关（Wedick et al.，2012）。花青素能够保护胰岛 β 细胞，促进胰岛素分泌，降低血糖，抑制体重增加，减少肝脏脂肪生成或堆积，减小脂肪细胞体积，增强胰岛素的敏感性（Li et al.，2017；Nizamutdinova et al.，2009；Prior et al.，2006；Rio et al.，2010）。黑莓中的花青素被肠道菌群利用后释放的酚类物质能显著增加 HepG2 细胞的葡萄糖消耗和糖原含量，改善高糖和棕榈酸诱导的活性氧（ROS）过度产生，显著恢复HepG2 细胞中的谷胱甘肽（GSH）和线粒体膜电位（MMP），从而降低血糖（Gowd et al.，2018）。

3. 调控肠道菌群

最新大量研究显示，肠道微生物群作为"中介"，与很多慢性疾病的进展息息相关。年龄、生活方式、饮食和宿主免疫系统功能是影响肠道微生物组成的主要因素。保持人体微生物多样性有助于延缓或预防部分疾病的发生（Biagi et al.，2010）。大部分花青素在人体内不能被吸收，它们在肠道中与微生物相互作用，从而调节肠道菌群多样性（Lee et al.，2018；Pan et al.，2017），如增加双歧杆菌（*Bifidobacterium*）、乳酸杆菌（*Lactobacillus*）及放线菌（*Actinobacteria*）等肠道有益菌丰度（Lavefve et al.，2020；Park et al.，2019；Zhu et al.，2018），降低潜在致病菌水平（Hidalgo et al.，2012），降低厚壁菌门（*Firmicutes*）/拟杆菌门（*Bacteriodetes*）比例（与高血压相关，是骨体积的负面预测因子）（Cao et al.，2020；McCabe et al.，2019；Yang et al.，2015）。黑莓花青素提取物可以通过调整肠道微生态，进而改善人体生理功能（Chen et al.，2022）。

含有花青素的食物还可提高肠道细菌代谢产物短链脂肪酸（SCFA）和胆汁酸（BA）水平（Jakobsdottir et al.，2013），发挥生理调节功能，包括提供人体所需的部分能量、调节电解质平衡、保护肠黏膜屏障、促进营养物质的吸收、调节脂类代谢、调控肠道内的 pH、抑制肠

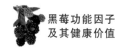
道炎症、发挥抗肿瘤作用和调节免疫反应等（Fotiadis et al.，2008；Gibson et al.，1994；Molan et al.，2014）。还有一些花青素可以被肠道微生物降解，其代谢物可在体内积累并对一系列生理功能起到正向调节作用（Cassidy et al.，2017）。

4. 改善认知

花青素具有保护神经、改善认知的作用，可作为天然的预防和治疗退行性疾病的重要手段之一（张挺 等，2022）。阿尔茨海默病表现为认知功能下降、精神症状和行为障碍，目前发病机制尚不明确，治疗选择有限。改变该病的危险因素，如增加富含花青素的食物摄入可作为重要的潜在预防策略（Agarwal et al.，2019）。临床研究发现，患有轻度至中度阿尔茨海默病的老年人每天服用富含花青素的果汁，可以改善语言流畅性、短期记忆、长期记忆和认知功能（Kent et al.，2017；Krikorian et al.，2010；Krikorian et al.，2010）。补充花青素可以降低轻度认知障碍老年人血液中促炎细胞因子（TNF-a）浓度（Rosario et al.，2021），增强其工作记忆挑战期间的神经反应（Boespflug et al.，2018），改善他们的注意力和工作记忆表现（Lee et al.，2017）。

针对健康人群的临床研究也显示花青素对改善认知有益（Lamport et al.，2016）。补充花青素提取物的健康老年人，其与认知功能相关的大脑活动显著增加（Bowtell et al., 2017；Calapai et al., 2017）。对于儿童的初步研究也发现，补充花青素可以提高7~10岁儿童的延迟记忆能力，并改善学龄前儿童的编码记忆（Whyte et al., 2016；Whyte et al., 2015）。

花青素改善认知及其神经保护的机制主要与花青素能减少大脑氧化应激、抑制神经炎症和清除聚沉蛋白等作用有关（张挺 等，2022）。

（1）减少大脑氧化应激

花青素可增强内源性抗氧化物活性和含量，可直接激活内源性抗氧化酶（Poulose et al., 2017；Tan et al., 2014；Wei et al., 2017；Winter et al., 2019）。若在疾病早期阶段服用花青素，则可通过增强神经细胞的抗氧化能力避免部分神经细胞死亡，进而减缓疾病进程。黑莓中的矢车菊素-3-O-半乳糖苷等已被证明可平衡脑中氧化还原系统（Sohanaki et al., 2016；Tan et al., 2014；Wei et al., 2017）。

（2）抑制神经炎症

花青素对于预防神经炎症有极高价值。花青素及其代谢产物可以越过血脑屏障（Youdim et al., 2004；Youdim et al., 2003），并可通过降低炎性蛋白含量、抑制炎症物质的产生、干扰产生炎症物质的信号通路等直接或间接作用于神经元和胶质细胞（Jaeger et al., 2018）。此

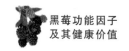
外，花青素还能改变肠道微生态，通过犬尿氨酸途径刺激色氨酸代谢，增加神经保护代谢物来抵消饮食诱导的神经炎症（Marques et al.，2018）。

（3）清除聚沉蛋白

淀粉样蛋白斑块和神经原纤维缠结病变是引发神经细胞死亡进而发展成神经退行性疾病的重要因素之一。花青素可以降低此类蛋白的毒性，增强细胞对该类蛋白的自噬能力（Zhuang et al.，2019），从而预防或缓解神经退行性疾病。细胞实验发现，矢车菊素-3-*O*-葡萄糖苷可以减少神经母细胞瘤细胞凋亡和坏死，从而显著降低了 β-淀粉样蛋白肽的毒性（Tarozzi et al.，2010）。

5. 抗肿瘤

花青素的抗肿瘤作用源自其多种生物活性，包括抗氧化、抗炎、抗诱变、诱导肿瘤细胞凋亡或自噬、抑制细胞增殖、抗侵袭、抗转移、逆转细胞耐药性等（Lin et al.，2017）。动物和细胞实验均已证明，花青素能抑制前列腺肿瘤（Mottaghipisheh et al.，2022）、黑色素瘤（Keravis et al.，2015），降低肝脏肿瘤（Romualdo et al.，2021）和乳腺癌（Chang et al.，2010）的发生率，预防结直肠癌（Moraes et al.，2019）。此外，花青素还能够减少手术、放疗和化疗等方法对患者的损伤，改善其生活状态（李煦 等，2021）。

6. 改善视功能

花青素对眼睛和血管组织有特殊的亲和力，它通过其强抗氧化性，稳定胶原纤维，促进胶原的生物合成，降低毛细血管的通透性和脆性，抑制血小板的聚集，并防止促炎物质的释放与合成（Amellal et al.，1985；Gábor，1972；Havsteen，1983；全文彬 等，2022），从而有效发挥改善视功能的作用。

（1）缓解视疲劳

人群试验表明，受试者连续饮用花青素饮料 30 天后，眼胀、眼痛、畏光及视物模糊、眼干涩等症状均有改善，且明视持久度得到提升（马越 等，2015）。花青素可以与维生素 A、叶黄素等联合使用，以改善视疲劳（黄宗锈 等，2013；张莉华 等，2018）。

（2）改善近视

花青素在一些近视动物模型中表现出具有减缓眼轴变长和屈光度向近视漂移以及使巩膜胶原排列相对紧密整齐等作用，对近视具有抑制作用（周小娟，2015）。花青素在人体研究中也展现出对屈光不正的改善作用，能够缓解青少年近视进展（许伟 等，2015）。

（3）保护视网膜

花青素的抗氧化、抗炎、促进视紫红质再生等作用（Liu et al.，2012；陈玮 等，2010），有助于修复光及化

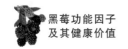
学诱导的视网膜损伤和糖尿病视网膜病变等（Huang et al., 2004），从而减缓这些损伤和病变的发展（Kim et al., 2016）。

（4）改善青光眼

花青素能够降低开角型青光眼患者眼压，使患者的血清内皮素-1（ET-1）的浓度提高至正常水平（Ohguro et al., 2013；Yoshida et al., 2013）。此外，花青素还有助于增加眼部血流量，改善最佳矫正视力，从而对正常眼压性青光眼的治疗起到积极作用（Ohguro et al., 2008；Shim et al., 2012）。

（5）改善白内障

花青素能够减缓晶状体浑浊的进程，减轻氧化损伤，抑制晶状体上皮细胞的增殖、迁移和间充质转化，从而有效抑制白内障的发展（Morimitsu et al., 2002；Zhang et al., 2016）。

7. 减肥

来自美国的三个人群队列 124 086 人 24 年的调查统计分析显示，摄入富含花青素的食物，有助于在成年期保持体重，预防肥胖（Bertoia et al., 2016）。临床对照试验发现，高浓度花青素能改变肥胖者的血浆脂质谱（Lee et al., 2016），降低高胆固醇血症患者血清高敏C反应蛋白（HS-CRP）、可溶性血管细胞黏附分子-1

（sVCAM-1）和白介素-1β（IL-1β）水平（Zhu et al.，2013）。花青素补充剂能降低瘦、超重和肥胖人群血液中促炎细胞因子——肿瘤坏死因子-α（TNF-α）、白介素-6（IL-6）和单核细胞趋化蛋白（CCL2）水平（Vugic et al.，2020）。动物实验也证实，食物中添加10%含87%矢车菊素-3-O-葡萄糖苷的黑莓提取物，可以减缓卵巢切除术引起的大鼠体重增加，改善因卵巢激素缺乏而导致的肝脏脂质谱异常，预防与更年期相关的体重增加和炎症症状（Kaume et al.，2012）。

8. 改善运动状态

花青素可以促进运动恢复，延缓运动疲劳，减轻运动性免疫抑制，是一种天然的运动营养补剂（张宇娇等，2022）。

（1）促进运动恢复

花青素可通过减少运动产生的氧化应激和炎症因子，改善细胞微环境，减少细胞应激及损伤等，在生化、生理和主观恢复等方面促进运动恢复。如补充富含花青素的果汁，能显著缓解受试者等长肌力下降（Connolly et al.，2006），加速膝关节伸肌等速收缩的恢复速度（Bowtell et al.，2011），减轻膝关节伸肌酸痛程度（Hutchison et al.，2016）。

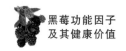
（2）延缓运动疲劳

花青素的抗氧化性和抗疲劳效果呈正相关（张卓睿等，2017）。花青素可以增加能源物质储备，减少能源耗竭，提高能量代谢。每天服用花青素可以增加肌糖原和肝糖原的含量，延长力竭时间（熊斌 等，2017）。

（3）减轻运动性免疫抑制

补充花青素能改善细胞免疫功能，增强细胞防御能力，且无不良反应（Somerville et al.，2016）。如在马拉松比赛中，饮用含有花青素的果汁能够显著降低呼吸道症状的发生率。花青素能为运动过程中或运动后的免疫调节和营养摄取提供保障，有利于运动能力的提高（Dimitriou et al.，2015）。

9. 其他

花青素复合物还能促进黏膜伤口愈合，具有刺激急性口腔伤口愈合的潜力（Limsitthichaikoon et al.，2018）。

二、原花青素

原花青素是由儿茶素、表儿茶素聚合而成的聚合物。黑莓中已经发现的原花青素有二聚体、三聚体直至七聚体（Cuevas-Rodríguez et al.，2010）。黑莓中儿茶素、表儿茶素和代表性原花青素类成分见表 10（Rai et al.，

2021；Zia-Ul-Haq et al.，2014)，其结构见图 4。

表 10　黑莓中儿茶素、表儿茶素和代表性原花青素类成分

编号	化合物	分子式	分子量	CAS 号
1	儿茶素 [(+)-catechin]	$C_{15}H_{14}O_6$	290. 26	154-23-4
2	表儿茶素 [(−)-epicatechin]	$C_{15}H_{14}O_6$	290. 26	13392-26-2
3	原花青素 B_1 (procyanidin B_1)	$C_{30}H_{26}O_{12}$	578. 52	20315-25-7
4	原花青素 B_2 (procyanidin B_2)	$C_{30}H_{26}O_{12}$	578. 52	29106-49-8
5	原花青素 C_1 (procyanidin C_1)	$C_{45}H_{38}O_{18}$	866. 77	37064-30-5

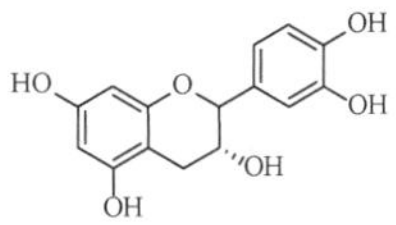
儿茶素

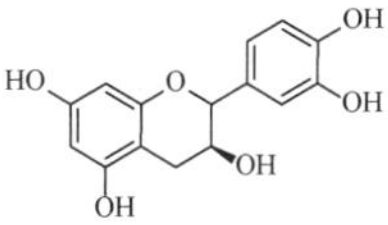
表儿茶素

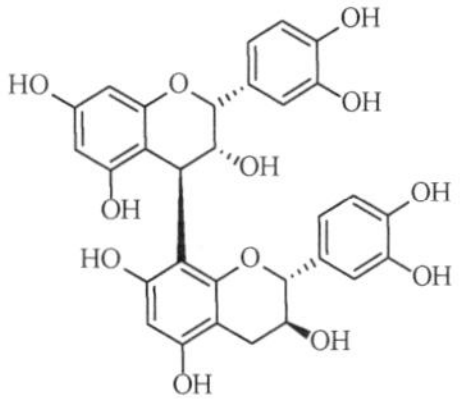
原花青素B_1

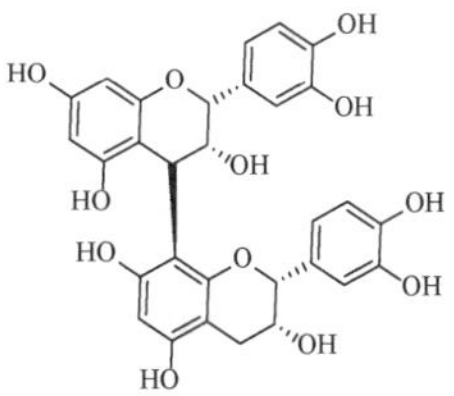
原花青素B_2

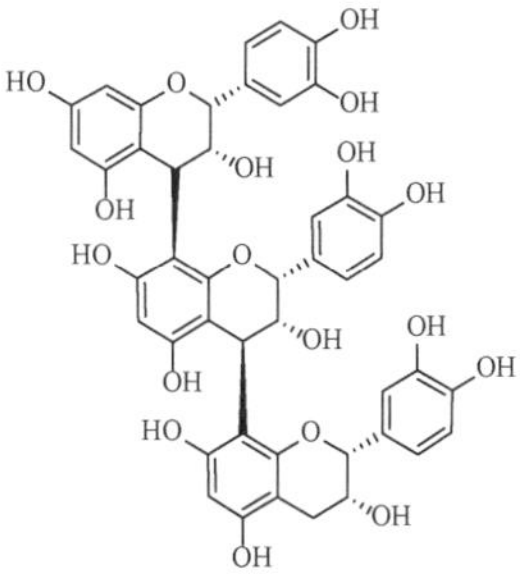
原花青素C_1

图 4　黑莓中儿茶素、表儿茶素和代表性原花青素类成分结构

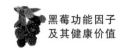
原花青素是目前公认的清除人体内自由基最有效的天然抗氧化剂之一。它对多种疾病的预防及保健作用都与其超强的抗氧化活性和自由基清除能力相关。目前，原花青素已被逐步应用于食品、药品及化妆品行业（陈梦雨 等，2018）。

原花青素的主要生物活性包括以下几个方面：

1. 保护心血管

原花青素具有保护血管、抗动脉粥样硬化、抗血小板凝集、降血脂和降血压等作用，可通过多种机制维持糖、脂代谢，降低心血管疾病死亡风险，并发挥预防心血管疾病的作用（秦启杰 等，2021）。研究显示，原花青素降低心血管疾病死亡风险与剂量相关（McCullough et al.，2012）。原花青素摄入量在 200~400 mg/d 时，降低心血管疾病死亡风险的效应最强；摄入量每增加 100 mg/d，心血管疾病死亡风险降低 4%（魏宇辰 等，2022）。多项临床对比研究显示，摄入富含原花青素的补充剂能改善肥胖和超重个体的血脂水平（Yousefi et al.，2021），降低中年高血压患者的收缩压、舒张压和脉搏波传导速度，维持该人群的血管弹性和正常血压（Odai et al.，2019）。每天摄入 200~400 mg 原花青素，还能降低患心血管疾病的风险（Novotny et al.，2015；Rodriguez-Mateos et al.，2018）。

2. 保护脑血管

原花青素对缺血性和出血性脑血管疾病均具有保护作用。实验发现，原花青素可调节钙离子以减轻细胞肿胀，调节线粒体功能和谷氨酸摄取以减轻神经功能缺损、阻止血脑屏障破坏，从而发挥对缺血性脑血管疾病的保护作用。原花青素对脑缺血合并的再灌注损伤也具有保护作用。原花青素还能提高脑组织内源性抗氧化酶的活性，抑制组织脂质过氧化，减少自由基生成，从而改善出血性脑血管疾病的脑水肿，保护神经细胞，同时舒张血管，减轻脑出血的血管痉挛（邹燕 等，2018）。

3. 改善认知和抗抑郁

长期服用富含原花青素的食物已被证明对情景记忆、视觉记忆、执行功能和精神运动有益，能延缓认知衰老。对 1 126 名 18～89 岁的女性随访 10 年后发现，摄入较高原花青素能改善 10 年内与年龄相关的认知评分和配对联想学习，改善执行功能和简单反应时间（Jennings et al.，2021）。使用原花青素果汁连续干预轻度认知障碍老年人，除能使老年人的认知功能得到显著改善外，其抑郁症状亦出现改善的趋势（Krikorian et al.，2010）。可能的机制包括：改善单胺类递质如 5-羟色胺（5-HT）、去甲肾上腺素（NE）和多巴胺（DA）的异常调节；

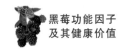
调节下丘脑-垂体-肾上腺（HPA）轴的活性；调节脑源性神经营养因子（BDNF）；减轻钙离子内流，增加胶质细胞对谷氨酸的吸收，对抗谷氨酸的兴奋性神经毒性；减少一氧化氮（NO）代谢，降低大脑中一氧化氮水平，降低大脑中一氧化氮合酶（NOS）活性（战丽 等，2018）。

4. 护肤

原花青素具有收敛、保湿、抗皱、美白、抗紫外线和抗辐射等多重作用，在化妆品领域得到广泛应用。

（1）收敛

原花青素在防水条件下能收缩毛孔和紧致肌肤。对于油性皮肤，原花青素还能抑制皮脂腺过度分泌皮脂（段玉清 等，2002）。

（2）保湿

原花青素因其分子结构中含有大量的亲水性酚羟基，故能与水分子强力结合，有效锁住水分，是一种天然的保湿物质。它还可与蛋白质、多肽、多糖、多元醇和脂质等形成复合物，而这些物质本身就是优质的保湿因子。此外，原花青素还可对透明质酸酶起到抑制作用，从而达到深层保湿效果（段玉清 等，2002）。

（3）抗皱

原花青素凭借其强大的抗氧化和自由基清除能力，

能促进皮肤中胶原蛋白分子共价交联，阻断弹性蛋白酶的产生，并阻止蛋白酶对弹性蛋白的降解，从而防止皮肤老化松弛，使皮肤光滑、饱满且富有弹性（党海涛等，2016）。

（4）美白祛斑

原花青素可以将黑色素中的邻苯二醌结构还原成酚型结构，使色素褪色，还可以抑制黑色素合成的关键酶——酪氨酸酶的活性，从而发挥美白祛斑的作用（党海涛 等，2016）。

（5）抗紫外线

原花青素能减轻户外紫外线照射引起的慢性炎症反应，保护角质形成细胞免受紫外线介导的氧化损伤（Murapa et al.，2012），通过维持真皮层的细胞外基质密度，对抗紫外线诱导的皱纹形成（Kim et al.，2019）。

5. 改善肾功能

原花青素通过减少氧化应激、提高抗氧化防御潜能、减少氧化性肾损伤、减少肾小管细胞和间质细胞的凋亡来改善肾功能（Lee et al.，2007）。如对老年女性来说，摄入较高量的原花青素能使中度慢性肾功能不全的发病风险降低 50%，5 年内肾脏疾病的发生风险降低 65%（Ivey et al.，2013）。

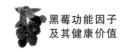
6. 抗肿瘤

原花青素能够清除自由基，抑制肿瘤细胞血管生成，调控细胞周期和抑制细胞增殖/分化，调控细胞分子通路，促进癌细胞自噬和凋亡。体内外研究显示，原花青素对宫颈癌、结直肠癌、肺癌和胃癌等均具有抑制作用（邱兰丽 等，2020）。

三、鞣花单宁

鞣花酸是没食子酸的二聚衍生物，是一种多酚二内酯。鞣花酸与糖之间以酯键相连，形成鞣花单宁。黑莓含有丰富的鞣花酸和鞣花单宁，因其化学结构中含有大量羟基而具有强大的抗氧化活性。黑莓中鞣花酸和代表性鞣花单宁类成分见表 11（Kolniak-Ostek et al.，2015），其结构见图 5。

表 11　黑莓中鞣花酸和代表性鞣花单宁类成分

编号	化合物	分子式	分子量	CAS 号
1	鞣花酸（ellagic acid）	$C_{14}H_6O_8$	302.23	476-66-4
2	赤芍素（pedunculagin）	$C_{34}H_{24}O_{22}$	784.54	113866-64-1
3	栗木鞣花素（castalagin）	$C_{41}H_{26}O_{26}$	934.63	24312-00-3
4	地榆素 H-2（sanguiin H-2）	$C_{48}H_{32}O_{31}$	1 104.75	82200-04-2
5	地榆素 H-6（sanguiin H-6）	$C_{82}H_{54}O_{52}$	1 871.30	82978-00-5
6	糖松素 C（lambertianin C）	$C_{121}H_{80}O_{76}$	2 749.90	—

注：其中编号为 2~6 的化合物属于鞣花单宁，"—"表示暂未获得数据。

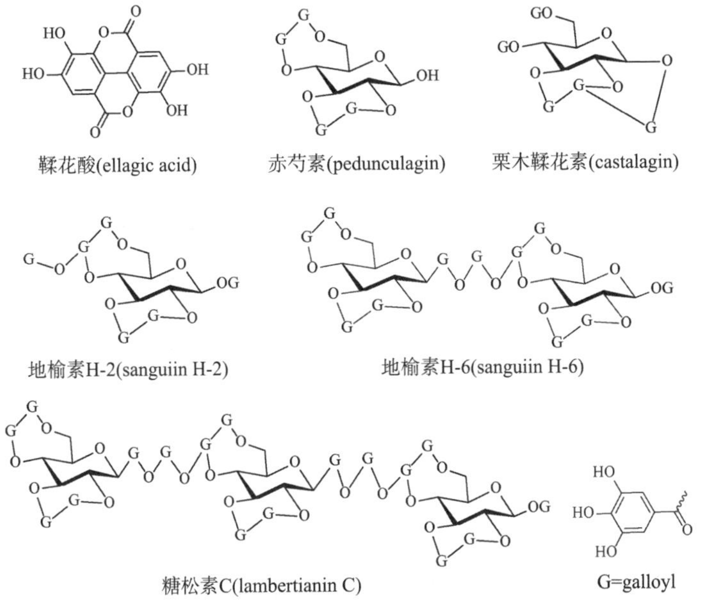

鞣花酸(ellagic acid)　　　赤芍素(pedunculagin)　　　栗木鞣花素(castalagin)

地榆素H-2(sanguiin H-2)　　　　地榆素H-6(sanguiin H-6)

糖松素C(lambertianin C)　　　　　　　　　　G=galloyl

图5　黑莓中鞣花酸和代表性鞣花单宁类成分结构

　　鞣花单宁的健康功效较广，包括预防心血管疾病、神经退行性疾病和癌症等。鞣花单宁通常不被人体直接吸收，而是在肠道内经微生物的代谢作用以及宿主自身的Ⅱ相代谢过程转化为鞣花酸。随后，经过进一步的酶促反应，鞣花酸被转化为尿石素（Urolithin），此时才能被人体吸收。尿石素 A（Urolithin A）和尿石素 B（Urolithin B）是鞣花单宁的主要代谢终产物。研究认为，尿石素是鞣花单宁在体内发挥生物活性的物质基础（D'Amico et al.，2021；Hasheminezhad et al.，2021）。

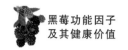
黑莓功能因子
及其健康价值

鞣花酸和鞣花单宁的主要生物活性包括以下几个方面：

1. 调控肠道菌群

鞣花单宁及其代谢终产物尿石素具有明确的抑制有害菌的作用，还能促进有益菌群的生长，从而维持肠道菌群的平衡，因此是潜在的对抗病原菌感染的抗生素替代品（肖玉欣 等，2022）。其中，鞣花单宁及尿石素对脆弱拟杆菌（*Bacteroides fragilis*）、产气荚膜梭菌（*Clostridium perfringens*）、大肠杆菌（*Escherichia coli*）、阴沟肠杆菌（*Enterobacter cloacae*）、鼠伤寒沙门氏菌（*Salmonella typhimurium*）、幽门螺杆菌（*Helicobacter pylori*）和李斯特菌（*Listeria monocytogenes*）等病原体的生长均具有抑制作用（Scalbert A，1991）。在体外试验中，鞣花单宁还展现出对细菌毒素的抑制作用，如对霍乱弧菌（*Vibrio cholerae*）毒素的抑制作用。鞣花单宁还能对耐药细菌产生抑制作用，如对耐甲氧西林的金黄色葡萄球菌（*Staphylococcus aureus*）和对β-内酰胺抗生素耐药细菌的抑制作用，而对益生菌如双歧杆菌（*Bifidobacterium*）则不存在抑制作用（Bialonska et al.，2009；Kim et al.，2013）。

2. 抗肿瘤

鞣花酸及鞣花单宁对化学物质诱导的癌变，尤其是前列腺癌、结肠癌、乳腺癌及膀胱癌等有明显的抑制作用（李素琴 等，2001；周本宏 等，2016）。鞣花单宁的代谢终产物尿石素 A 主要分布于前列腺和结肠组织中，是预防与治疗结肠癌和前列腺癌的主要活性物质（Seeram et al.，2007）。前列腺癌发展初期对雄激素具有依赖性，所以雄激素剥夺治疗是治疗前列腺癌的重要方法之一。尿石素 A 能够下调雄激素受体的表达，抑制细胞增殖，同时下调蛋白激酶 B（Akt）磷酸化的水平，发挥对前列腺癌的治疗作用（Dahiya et al.，2018）。研究证实，大量饮用含鞣花单宁的果汁后，结肠中的尿石素 A 能上调细胞周期抑制蛋白 p21，阻滞细胞周期并诱导结肠癌细胞凋亡，诱导自噬并抑制结肠癌细胞转移，降低肿瘤抑制蛋白 p53/TIGAR（糖酵解凋亡蛋白）轴在结肠癌细胞中的糖酵解潜能而获得抗增殖能力等，抑制结肠癌细胞的生长，从而降低结肠癌发生发展的风险（González-Sarrías et al.，2016；Kasimsetty et al.，2010；Norden et al.，2019；Zhao et al.，2018）。尿石素 A 还能通过诱导 G2/M 期阻滞抑制子宫内膜癌细胞增殖，同时调节雌激素受体-α（ER-α）依赖性基因表达，发挥雌激素激动剂的作用，治疗子宫内膜癌（Zhang et al.，2016）。

3. 抗衰老

鞣花单宁的代谢终产物尿石素 A 能刺激健康及久坐

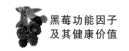
不动的老年人体内线粒体自噬，并改善肌肉健康特征
（Andreu et al., 2019；Ryu et al., 2016），具有良好的安
全性，是一种能够有效改善运动功能并延长机体寿命的
物质（D'Amico et al., 2021）。尿石素 A 还能显著增加皮
肤成纤维细胞中Ⅰ型胶原蛋白的表达，降低基质金属蛋白
酶 1（MMP-1）的表达，并通过激活核因子 E2 相关因子 2
（Nrf2）介导的抗氧化反应减少细胞内的活性氧（ROS），
从而显示出强大的抗衰老潜力（石莹 等，2022）。

4. 改善神经退行性疾病

氧化应激是导致阿尔茨海默病和帕金森病中神经元
死亡的关键因素之一。鞣花单宁的代谢终产物尿石素 A
能通过降低 ROS 的水平，减少氧化应激诱导的神经元变
性及死亡。小胶质细胞是中枢神经系统对抗损伤和病原
体的第一道防线，对维持组织内稳态具有重要作用。尿
石素 A 被证实可降低小胶质细胞一氧化氮水平和促炎因
子的表达，抑制小胶质细胞的过度激活，从而发挥抗神
经炎症作用。此外，尿石素 A 还能减缓线粒体中钙离子
平衡失调带来的超氧化物积累、代谢功能障碍和神经元
退化，在神经干细胞上降低淀粉样蛋白诱导产生的毒性，
发挥神经保护作用，并通过调节自噬，促进缺陷线粒体
的消除，改善脑衰老小鼠脑内 β-淀粉样蛋白（Aβ）堆
积、神经元变性和认知障碍（张诗莹 等，2022）。

5. 抗病毒

鞣花酸和一些鞣花单宁可吸附病毒和逆转录酶，发挥抗艾滋病病毒（HIV）和疱疹病毒（HSV）的作用（李素琴 等，2001）。

6. 美白

鞣花酸能够抑制黑色素生成。黑色素的生成过程：底物酪氨酸经酪氨酸酶的作用依次转化成多巴和多巴醌等物质，最终生成黑色素。鞣花酸与酪氨酸酶活性位点的铜离子有高度亲和力，可抑制酪氨酸酶活性，并能有效地抑制紫外线所致皮肤色素沉着。鞣花酸还可以作为一种抗氧化剂应用于化妆品中，用于抑制类脂化合物过氧化，同时还能与引起脂质过氧化的金属离子螯合，发挥氧化底物的作用，防止其他物质被氧化。鞣花酸在皮肤科医学领域被广泛认可为美白和淡斑的成分（刘栋等，2014）。

四、黄酮

黄酮是自然界中广泛存在的具有明确活性的一类成分。黑莓中的黄酮类成分包括槲皮素、山柰酚、异鼠李素和杨梅素等，见表 12（Kaume et al.，2012；Kolniak-

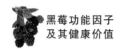
Ostek et al., 2015), 其结构见图 6。

表 12 黑莓中代表性黄酮类成分

编号	化合物	分子式	分子量	CAS 号
1	芦丁 (rutin)	$C_{27}H_{30}O_{16}$	610.51	153-18-4
2	金丝桃苷 (hyperoside)	$C_{21}H_{20}O_{12}$	464.37	482-36-0
3	异槲皮素 (isoquercetin)	$C_{21}H_{20}O_{12}$	464.37	482-35-9
4	槲皮素 (quercetin)	$C_{15}H_{10}O_7$	302.23	117-39-5
5	山奈酚 (kaempferol)	$C_{15}H_{10}O_6$	286.23	520-18-3
6	异鼠李素 (isorhamnetin)	$C_{16}H_{12}O_7$	316.26	480-19-3
7	槲皮素-3-O-葡萄糖醛酸苷 (quercetin-3-O-glucuronide)	$C_{21}H_{18}O_{13}$	478.06	22688-79-5
8	山奈酚-3-O-半乳糖苷 (kaempferol-3-O-galactoside)	$C_{21}H_{20}O_{11}$	448.37	23627-87-4
9	山奈酚-3-O-芸香糖苷 (kaempferol-3-O-rutinoside)	$C_{27}H_{30}O_{15}$	594.51	17650-84-9
10	异鼠李素-3-O-葡萄糖苷 (isorhamnetin-3-O-glucoside)	$C_{22}H_{22}O_{12}$	478.40	5041-82-7
11	杨梅素 (myricetin)	$C_{15}H_{10}O_8$	318.23	529-44-2

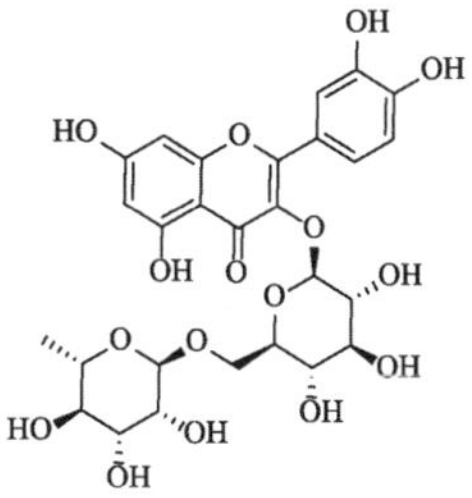

芦丁

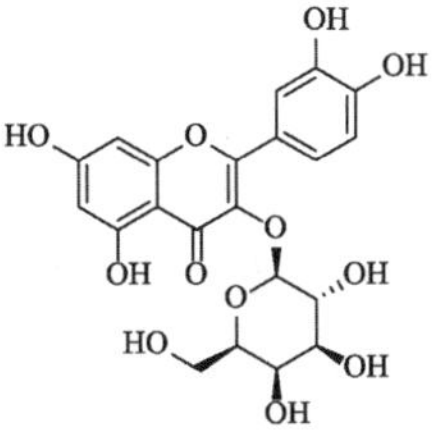

金丝桃苷

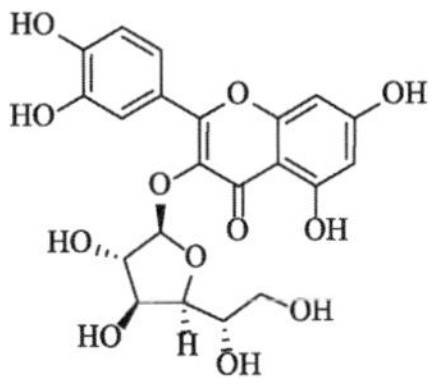

异槲皮素

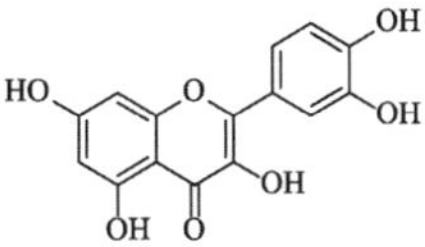

槲皮素

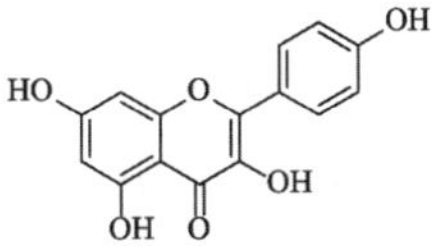

山柰酚

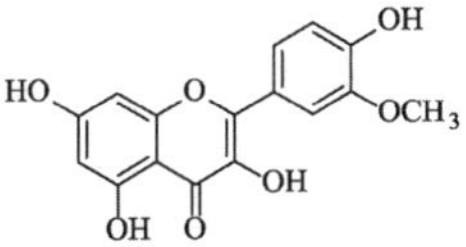

异鼠李素

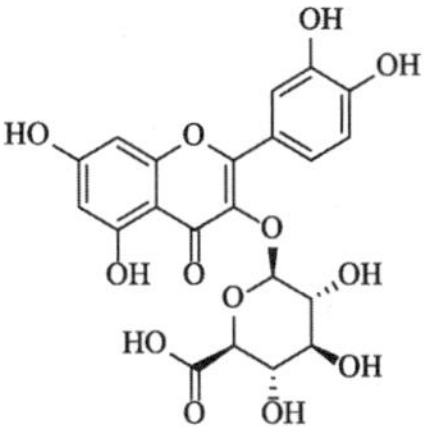

槲皮素-3-O-葡萄糖酸苷

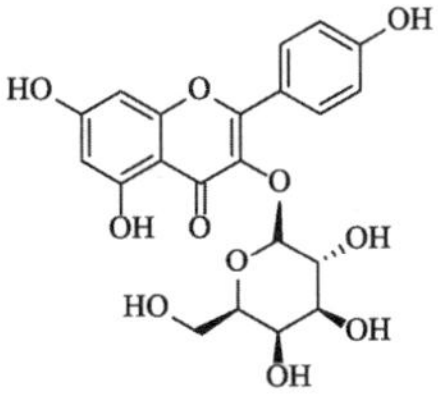

山柰酚-3-O-半乳糖苷

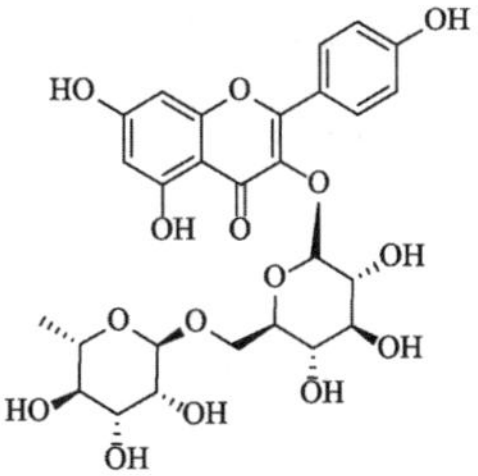

山柰酚-3-O-芸香糖苷

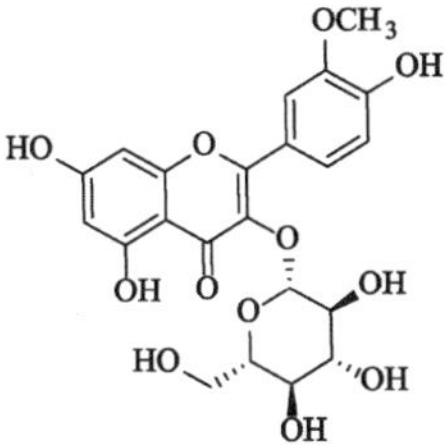

异鼠李素-3-O-葡萄糖苷

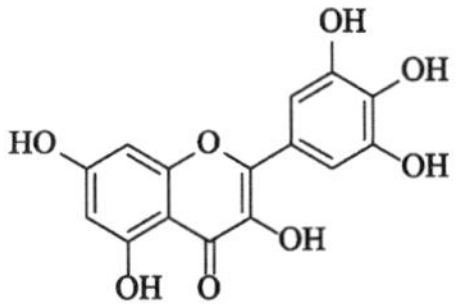

杨梅素

图6　黑莓中代表性黄酮类成分结构

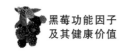
黄酮类成分的主要生物活性包括以下几个方面：

1. 抗菌

黄酮类成分如槲皮素等对大肠杆菌、金黄色葡萄球菌、沙门氏菌、志贺氏菌及枯草芽孢杆菌有直接的抑制作用（柯昌松 等，2013）。其可能的机制包括损伤细菌细胞质膜，抑制细菌核酸的合成，抑制细菌的能量代谢，抑制细菌细胞壁的合成，抑制细菌细胞膜的合成。黄酮类成分还能协同抗生素提高抑菌活性。如黄烷-3-醇类能增强 β-内酰胺类抗生素对耐甲氧西林金黄色葡萄球菌的抑菌活性（Stapleton et al.，2004）。此外，黄酮类成分可通过抑制分选酶的活性、中和细菌毒素和抑制致病因子的分泌来降低细菌的致病性（游庭活 等，2013）。

2. 保护心脑血管

黄酮类成分对心脑血管系统具有良好的保护作用，是一种天然的心脑血管保护剂。大样本人群研究发现，黄酮类成分降低致命性心血管疾病的发生风险（McCullough et al.，2012）。习惯性较高黄酮类成分摄入量可以使男性缺血性卒中风险降低 22%（Cassidy et al.，2016），使女性卒中风险降低 19%（Wedick et al.，2012）。几乎每一种黄酮类成分都具有抗氧化活性，可以使活性氧（ROS）失活，并减少活性氧生成（庄晶晶 等，2015），从而抵抗血浆低密度脂蛋白（LDL）氧化，减轻血管内皮炎症，预防动脉粥样硬化。此外，黄酮类成分可以降低血液中丙二醛（MDA）含量，增强超氧化物歧化酶（SOD）的活性，减少炎症反应，有效缓解局部炎症引起的氧化应激反应（Peng et al.，2015）。黄酮类成分还可以直接或间接地调节一氧化氮（NO）的产生，扩张血管平滑肌，发挥舒血管作用。另外，黄酮类成分能抑制血小板聚集，降低血栓的形成。黄酮类成分可通过调控脂质代谢相关基因，减少脂质吸收和合成，降低胆固醇含量，进而改善脂质代谢，起到保护心脑血管的作用（李旭光 等，2018）。

3. 抗肿瘤

黄酮类成分在抗肿瘤方面具有独特活性，特别是在针对胃癌、乳腺癌、肺癌、前列腺癌、结直肠癌时表现出显著的活性（路梦 等，2023）。其主要机制包括：参与干扰肿瘤细胞周期，改变肿瘤细胞线粒体膜电位，促进肿瘤细胞的凋亡；减少肿瘤细胞的免疫逃逸，阻止肿瘤转移；调控血管上皮细胞的生长，阻断肿瘤组织中血管的生成，从而抑制实体肿瘤的生长（李鑫萍 等，2021）。

4. 抗疲劳

运动性疲劳与自由基的过度积累有关。因此，在抗

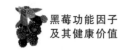
疲劳方面除了可以增加能源物质的补充外，有效地补充黄酮类外源抗氧化剂也是一种重要手段（刘威良 等，2019）。黄酮类成分能通过清除活性氧（ROS），提高机体耐受能力，达到抗疲劳作用（Qin et al.，2009）；还能够增强体内关键抗氧化酶的活性，降低脂质过氧化终产物丙二醛（MDA）含量，减缓肌肉疲劳（Yu et al.，2010）。此外，黄酮类成分可降低血液乳酸（BLA）含量，减少血清尿素氮（BUN），同时提高肝糖原和肌糖原含量，从而发挥抗疲劳功效（Zhang et al.，2015）。黄酮类成分还能结合剧烈运动过程中产生的超氧阴离子，促进线粒体呼吸链能量的产生，增加肌细胞三磷酸腺苷（ATP）含量，从而消除疲劳感（刘威良 等，2019）。

5. 抗抑郁

一项来自美国 82 643 名 36 岁以上女性的 10 年随访调查显示，黄酮类成分摄入量与抑郁症风险呈负相关，特别是对于老年妇女，摄入较高量的黄酮类成分可使抑郁症的发生风险降低约 9%（Chang et al.，2016）。黑莓中含有的黄酮类成分如金丝桃苷、槲皮素、异槲皮素和山奈酚等均能缩短大鼠、小鼠强迫游泳模型（FST）和小鼠悬尾模型（TST）的不动时间，表现出抗抑郁作用（Butterweck et al.，2001；王卫星 等，2007）。研究显示，黄酮类成分主要通过对神经递质、神经炎症、氧化应激、下丘脑-垂体-肾上腺（HPA）轴、肠道菌群等多种途径的调控发挥抗抑郁作用。其主要机制包括：直接增加大脑中的5-羟色胺（5-HT）、多巴胺（DA）、去甲肾上腺素（NE）等神经递质和脑源性神经营养因子的含量，抑制单胺氧化酶（MAO）的活性以减少对神经递质的降解，并抑制突触体对生物胺的再摄取；抑制中枢系统促炎水平以及小胶质细胞与星形胶质细胞异常激活，抑制神经系统氧化应激，进而调控下丘脑-垂体-肾上腺轴；重塑肠道菌群的结构，使肠道有益菌比例增加，调控菌群代谢紊乱，强化肠道屏障，抑制促炎因子的表达并阻止其向外周与中枢迁移，从而通过微生物-肠-脑轴改善情绪（郝丹丹 等，2023；郝闻致 等，2022）。如黑莓中含有的山柰酚被证实可显著提升抑郁大鼠海马及前额叶皮质部位多巴胺、5-羟色胺等神经递质水平，提高大鼠血清超氧化歧化酶（SOD）和还原型谷胱甘肽（GSH）浓度，降低机体丙二醛（MDA）等氧化应激标志物的水平，抑制白介素-1β（IL-1β）和肿瘤坏死因子-α（TNF-α）浓度（张胜 等，2019），激活前额叶皮层的蛋白激酶B（Akt）/β-连环蛋白通路，发挥抗氧化和抗炎作用（Gao et al., 2019），从而表现出抗抑郁作用。

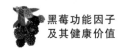
五、有机酸

黑莓含有大量有机酸类成分。其中，柠檬酸、苹果酸、酒石酸等属于脂肪族有机酸，阿魏酸和没食子酸等属于芳香族有机酸。黑莓中主要有机酸类成分见表13（Kaume et al., 2012；Zia-Ul-Haq et al., 2014），其结构见图7。

表13　黑莓中主要有机酸类成分

编号	化合物	分子式	分子量	CAS号
1	没食子酸（gallic acid）	$C_7H_6O_5$	170.12	149-91-7
2	丁香酸（syringic acid）	$C_9H_{10}O_5$	198.17	530-57-4
3	绿原酸（chlorogenic acid）	$C_{16}H_{18}O_9$	354.31	327-97-9
4	阿魏酸（ferulic acid）	$C_{10}H_{10}O_4$	194.18	1135-24-6
5	咖啡酰酒石酸（caftaric acid）	$C_{13}H_{12}O_9$	312.22	1234-09-9
6	咖啡酸（caffeic acid）	$C_9H_8O_4$	180.15	331-39-5
7	对香豆酸（p-coumaric acid）	$C_9H_8O_3$	164.15	501-98-4
8	新绿原酸（neochlorogenic acid）	$C_{16}H_{18}O_9$	354.31	906-33-2
9	酒石酸（tartaric acid）	$C_4H_6O_6$	150.08	87-69-4
10	抗坏血酸（ascorbic acid）	$C_6H_8O_6$	176.12	299-36-3
11	柠檬酸（citric acid）	$C_6H_8O_7$	192.12	77-92-9
12	苹果酸（malic acid）	$C_4H_6O_5$	134.08	6915-15-7

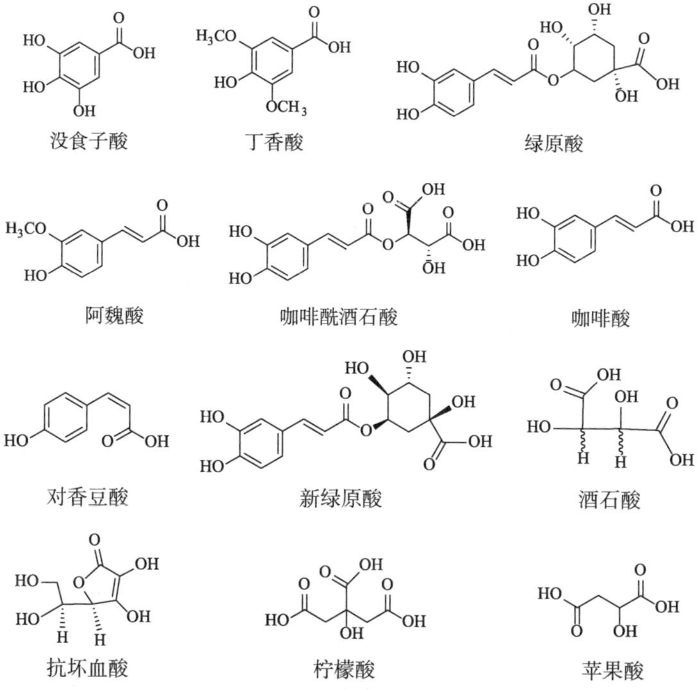

图7 黑莓中主要有机酸类成分结构

没食子酸　丁香酸　绿原酸

阿魏酸　咖啡酰酒石酸　咖啡酸

对香豆酸　新绿原酸　酒石酸

抗坏血酸　柠檬酸　苹果酸

柠檬酸和苹果酸是黑莓中主要的脂肪族有机酸，也是黑莓酸味的主要来源。这种酸味可刺激口腔内的味蕾细胞，引发机体与消化功能相关的副交感神经兴奋，增加唾液的分泌，同时刺激胃部乙酰胆碱的释放，提高胃酸分泌量，促进营养物质的消化吸收。此外，有机酸的酸性还能降低肠道 pH，调节肠道菌群结构（余洋洋 等，2020）。

柠檬酸作为三羧酸循环的重要中间体，参与多种生

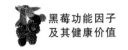
理过程，如能量代谢、成骨和血管生成。柠檬酸能提高营养物质消化率，增强对能量的利用率。柠檬酸还是骨组织不可或缺的成分。柠檬酸盐与骨组织中的钙具有高结合亲和力，可以促进骨形成。作为骨基质的重要成分，柠檬酸盐为骨骼提供重要的生物力学特性，是骨骼稳定性和抗骨折能力的决定因素。研究显示，骨质疏松症的严重程度与柠檬酸水平呈负相关，骨骼中柠檬酸盐的流失可能会加重骨质疏松症的发展。外源性柠檬酸补充剂可为防治骨质疏松和促进骨修复提供有效途径（张书勤等，2021）。

苹果酸可促进机体细胞内生成三磷酸腺苷，增强能量代谢，减少机体组织内自由基的产生或加速其清除，起到防止自由基损伤机体组织的作用。苹果酸作为苹果酸酶的前体物质，能激活苹果酸酶活性，影响肝脏和脂肪组织中脂肪酸和类固醇的生物合成。苹果酸可促进氨代谢，降低血氨浓度，对肝脏具有保护作用。此外，苹果酸可进一步形成钾、镁、钠盐，保持心肌细胞的代谢能力，对缺血性心肌层起到保护作用，具有防止水肿、脂肪积聚的功效（南龙伟 等，2022）。

阿魏酸是黑莓中的芳香族有机酸，具有明确的抗氧化、抗血栓、降血脂、改善心肌缺血、降低心肌耗氧量以及抗菌、抗病毒和抗癌等生物活性。临床上已将阿魏酸开发成非肽类内皮素受体拮抗剂，用于治疗冠心病、肾病、肺动脉高压、脑梗死、阿尔茨海默病等疾病。此外，阿魏酸具有较强的抗氧化和抑制酪氨酸酶活性的作用，能够美白肌肤、减少色斑生成和延缓皮肤衰老（张欣 等，2020）。

六、类胡萝卜素

类胡萝卜素是一类重要的脂溶性天然色素，具有黄色、橙色和红色等多种颜色。自然界存在的类胡萝卜素可分为两类：一类仅含碳、氢元素，如黑莓中的 α-胡萝卜素、β-胡萝卜素、番茄红素等；另一类是其氧化衍生物，如黑莓中的叶黄素和玉米黄质。黑莓中主要类胡萝卜素类成分见表 14（Zia-Ul-Haq et al.，2014），其结构见图 8。

表 14　黑莓中主要类胡萝卜素类成分

编号	化合物	分子式	分子量	CAS 号
1	番茄红素（lycopene）	$C_{40}H_{56}$	536.87	502-65-8
2	β-隐黄质（β-cryptoxanthin）	$C_{40}H_{56}O$	552.87	472-70-8
3	叶黄素（lutein）	$C_{40}H_{56}O_2$	568.87	127-40-2
4	玉米黄质（zeaxanthin）	$C_{40}H_{56}O_2$	568.87	144-68-3
5	β-胡萝卜素（β-carotene）	$C_{40}H_{56}$	536.87	7235-40-7
6	α-胡萝卜素（α-carotene）	$C_{40}H_{56}$	536.87	7488-99-5

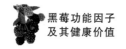
番茄红素

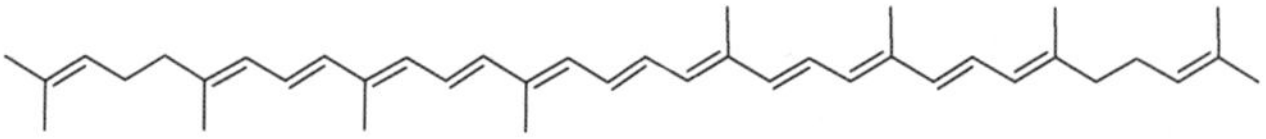

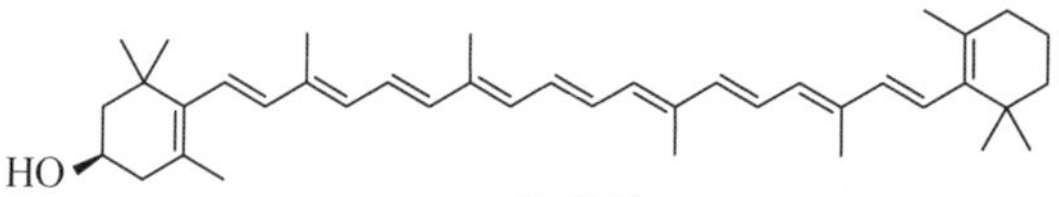

β-隐黄质

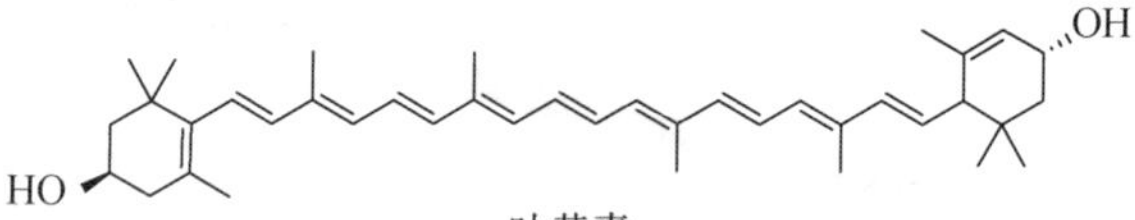

叶黄素

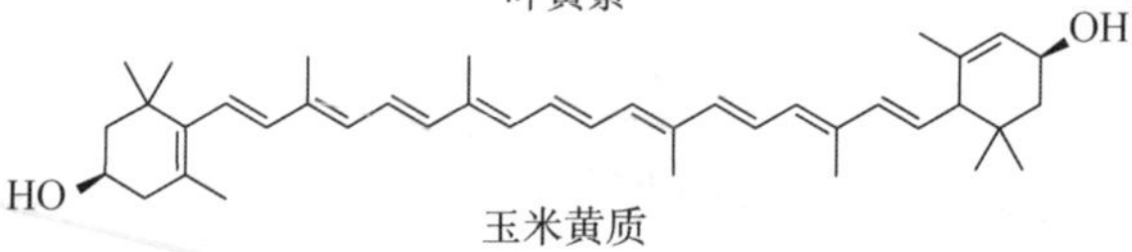

玉米黄质

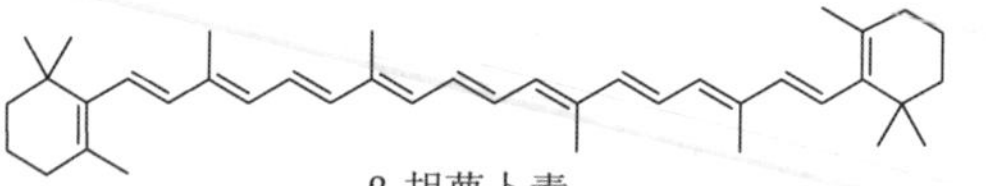

β-胡萝卜素

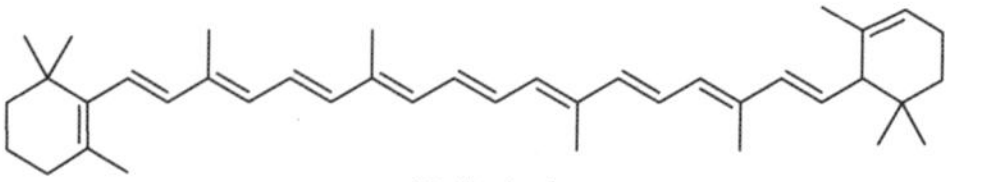

α-胡萝卜素

图8　黑莓中主要类胡萝卜素类成分结构

　　类胡萝卜素是一种天然存在的脂溶性功能成分，具有保护视力、保护心血管、抗肿瘤等多种生物学活性。由于人体无法自身合成类胡萝卜素，所以必须从饮食中摄取。类胡萝卜素可以有效淬灭机体中的活性氧，是重要的抗氧化剂。α-胡萝卜素、β-胡萝卜素、β-隐黄质还可以在体内转化成维生素 A，被称为维生素 A 原类胡萝卜素。

类胡萝卜素的主要生物活性包括以下几个方面：

1. 保护视力

叶黄素和玉米黄质及其代谢产物内消旋玉米黄质统称为视网膜黄斑色素。它们对眼部组织具有高度聚集特异性，会在视网膜中心的视网膜黄斑区沉积，有效抵御光损伤和氧损伤，从而保护眼睛及其视觉功能（Sin et al., 2012）。流行病学研究显示，摄入叶黄素和玉米黄质可以显著降低视网膜黄斑变性（AMD）患病风险（Ma et al., 2012）。早期视网膜黄斑变性患者连续 48 周每天补充叶黄素和玉米黄质，可以提高视网膜黄斑色素密度，改善患者视网膜功能（Ma et al., 2012）。2006 年，美国国立卫生研究院眼科研究所启动了为期 5 年的年龄相关性眼病研究，结果显示：相比于安慰剂组，服用叶黄素和玉米黄质的视网膜黄斑变性受试者发展为晚期视网膜黄斑变性的比例降低约 25%；相比于 β-胡萝卜素组，服用叶黄素和玉米黄质的患者在 5 年内发展为晚期视网膜黄斑变性的比例降低 18%（Chew et al., 2012）。

叶黄素还可以保护正常人群的视觉，有效抑制由强光引起的视觉功能下降。如对健康志愿者的临床干预实验显示，每天补充 10~20 mg 叶黄素可增加正常人群的视网膜黄斑色素密度（MPOD），改善色差与光应力恢复时间，改善对比敏感度和眩光敏感度（郑樱 等，2023）。

叶黄素和玉米黄质主要通过抗氧化和蓝光过滤作用发

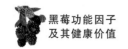
挥护眼作用。视网膜经常暴露于通过晶状体所聚集的高强度、高能量光线环境中，加之视网膜感光细胞富含多不饱和脂肪酸（特别是长链 ω-3 脂肪酸），且视网膜内氧浓度较高，这些因素都极易促进自由基产生，使视网膜遭受损伤。而叶黄素和玉米黄质具有强抗氧化作用，可以减少自由基的产生，从而保护视网膜（贾宏信 等，2019）。此外，波长 400~500 nm 的光线（蓝光）可穿透角膜和晶状体到达视网膜，对视网膜造成损伤，即产生"蓝光危害"。叶黄素和玉米黄质对蓝光具有过滤和吸收作用，能降低因物理蓝光引起的视网膜血管及视神经细胞产生的炎症因子水平，进而降低蓝光对视网膜的损伤（石晓晴 等，2017）。

2. 保护心血管

食用含有番茄红素、叶黄素的食物或膳食补充剂可以改善内皮炎症和氧化应激，延缓动脉粥样硬化，降低动脉粥样硬化性心血管疾病的发生风险（郑樱 等，2023）。流行病学研究显示，颈动脉主干道血管内膜中层厚度的变化与血液中叶黄素含量有关。在一定范围内，血管壁厚度与叶黄素含量呈负相关（Xu et al.，2012）。冠状动脉疾病患者血浆中叶黄素的水平与白介素-6（IL-6）水平呈负相关（Chung et al.，2017）。临床对比研究发现，每天摄入 20 mg 叶黄素与 20 mg 番茄红素的 45~68 岁早期动脉粥样硬化患者，其颈动脉内膜厚度较干预前明显降低；在中国亚临床受试者中，补充叶黄素和番茄红素比单独补充叶黄素对预防颈动脉内膜中层厚度的发展更有效（Zou et al.，2014）。在服用叶黄素12个月后，低、中、高剂量组（分别为20 mg/d，40 mg/d，60 mg/d）颈动脉粥样硬化患者的血清叶黄素水平均显著升高，同时动脉斑块处炎症反应均减轻，且减轻程度与干预剂量呈正相关。这一结果表明，叶黄素可有效抑制动脉粥样硬化的炎性反应进程，降低心脑血管事件的发生率（刘洋 等，2018）。研究表明，给予健康人群叶黄素3个月，能使其血清叶黄素水平和总抗氧化能力显著升高，通过降低脂质过氧化和炎症反应，从而降低患心血管疾病的风险（Wang et al.，2013）。

3. 抗肿瘤

类胡萝卜素对乳腺癌、口腔癌、皮肤癌和前列腺癌等具有抑制作用。增加类胡萝卜素摄取量可降低机体癌症发生的风险（Tanaka et al.，2012）。如番茄红素能促进肿瘤细胞凋亡，阻滞其有丝分裂，从而抑制肿瘤细胞增殖。β-胡萝卜素可下调多腺苷二磷酸核糖聚合酶（PARP）的表达，抑制肝癌细胞的生长。流行病学研究也证实，各种癌症的发生与饮食或血液中的类胡萝卜素水平呈负相关（Jansen et al.，2013；Wang et al.，1999）。

4. 促进母婴健康

类胡萝卜素在体内可以发挥抗氧化、炎症调节和免

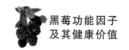
疫促进作用，以促进子代的视力、认知和呼吸系统健康。在抗氧化保护机制不足的情况下，类胡萝卜素缺乏与先兆子痫、早产和胎儿宫内生长受限等不良妊娠结局的发生有关（吴轲 等，2019）。5 337 例前瞻性多中心队列研究发现，妊娠妇女血浆中高 α-胡萝卜素、β-胡萝卜素、β-隐黄质和番茄红素含量是自发性早产的保护因素，可以降低子宫蜕膜血管病变的风险（Kramer et al.，2009）。α-胡萝卜素、β-胡萝卜素、β-隐黄质、叶黄素和玉米黄质均可以显著降低先兆子痫的发生风险。在易发先兆子痫的 1 型糖尿病孕妇中，发生先兆子痫孕妇的孕晚期血清 α-胡萝卜素和 β-胡萝卜素含量较未发生子痫的孕妇分别低 45% 和 53%。推断其机制为：类胡萝卜素可转化生成维生素 A，进而降低妊娠风险（Palan et al.，2001）。

类胡萝卜素与子代免疫和基因转录等功能密切相关，可以减少呼吸系统疾病和过敏性疾病（如湿疹、哮喘）的发生（吴轲 等，2019）。近年来还有研究支持类胡萝卜素与子代骨健康相关。来自英国的出生队列研究发现，孕妇孕晚期血清视黄醇高水平是子代低骨矿物质含量和骨面积的危险因素，而血清 β-胡萝卜素高水平是其保护因素（Händel et al.，2016）。同时，由于叶黄素和玉米黄质是视网膜黄斑的重要组成物质，其与子代视敏度和认知能力密切相关（Cheatham et al.，2015；Rubin et al.，2012）。

七、三萜

黑莓含有多种三萜类成分，见表 15（Ono et al., 2014），其结构见图 9。这是一类基本母核由 30 个碳原子所组成的萜类成分。

表 15　黑莓中主要三萜类成分

编号	化合物	分子式	分子量	CAS 号
1	坡模酸（pomolic acid）	$C_{30}H_{48}O_4$	472.70	13849-91-7
2	委陵菜酸（tormentic acid）	$C_{30}H_{48}O_5$	488.70	13850-16-3
3	野鸦椿酸（euscaphic acid）	$C_{30}H_{48}O_5$	488.70	53155-25-2
4	1β-羟基野鸦椿酸（1β-hydroxyeuscaphic acid）	$C_{30}H_{48}O_6$	504.71	120211-98-5
5	角鲨烯（squalene）	$C_{30}H_{50}$	410.71	7683-64-9

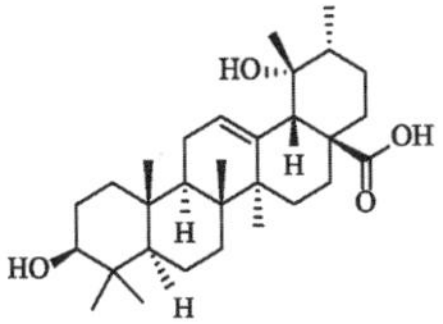

坡模酸 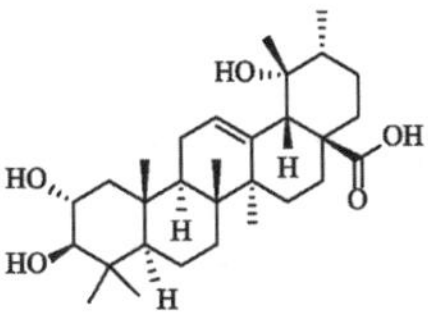　　　　　委陵菜酸 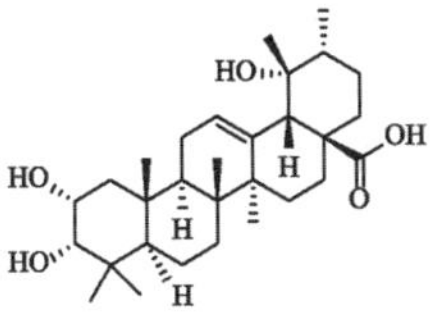　　　　　野鸦椿酸

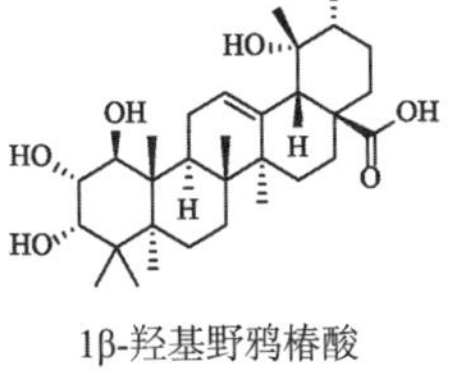

1β-羟基野鸦椿酸 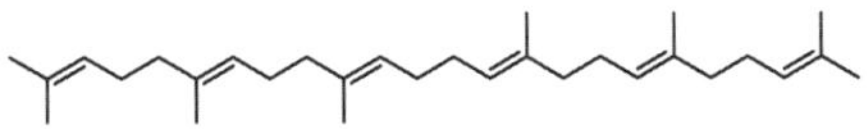　　　　　角鲨烯

图 9　黑莓中主要三萜类成分结构

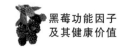
　　三萜类成分具有广泛的生物活性，如抗肿瘤、护肝、降血糖、免疫调节等。黑莓中含有的乌苏烷型三萜类成分具有明确的抗炎、抗肿瘤、保护心肌细胞等活性（邓巧玉 等，2020）。不饱和三萜类成分角鲨烯是一种有效的单线态氧淬灭剂，具有较强的清除自由基及抗氧化作用，能阻断氧化应激过程引起的生理学病变，并影响酶和细胞的活性，调节细胞因子水平和信号传递，起到降低胆固醇合成、提高免疫力、抑制肿瘤、减轻外界毒性物质对机体的不良影响等作用。如角鲨烯是胆固醇生物合成的中间体，是评估内源性胆固醇生物合成的生物标志物，其浓度与心血管疾病发病率直接相关。角鲨烯能够抑制肝脏中 3-羟基-3-甲基戊二酰辅酶 A（HMG-CoA）还原酶的活性，抑制其转化为甲羟戊酸，下调乙酰辅酶 A 向胆固醇的转化，起到缓解心血管疾病的作用。角鲨烯还在预防神经性疾病和胰腺类疾病方面有较好的效果。由于角鲨烯本身具有较强的抗氧化性，皮肤中的角鲨烯还能抵抗温度、紫外线等外界因素导致的皮肤氧化，防止皮肤老化（李跃凡 等，2022）。

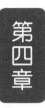

第四章

黑莓果浆及其复配品的
解酒作用

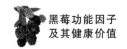
急性酒精中毒是指短时间内大量饮酒引起的中枢神经系统功能紊乱，常引发运动、意识障碍。患者表现为眩晕、呕吐、情绪不稳定等，严重时可引起中枢麻痹而导致心跳停止。长期过量饮酒会对肝脏造成损伤，导致肝脂肪变性，严重时会逐渐发展成肝炎、肝纤维化、肝硬化和肝癌（Schwartz et al., 2012）。根据世界卫生组织报告，全世界每年约有 300 万人死于过量饮酒。研究发现，不当使用酒精与一系列精神和行为障碍、其他非传染性疾病和伤害之间存在因果关系，是 200 多种疾病和伤害状况的致病因素。过量饮酒除了会严重影响个人健康外，还会给整个社会带来重大的经济社会损失。

过量饮酒的阈值界定尚没有统一的标准。美国国立酒精滥用和酒精中毒研究所（NIAAA）将过量饮酒的阈值界定为男性每天大于 48 g 或者每周大于 168 g 纯酒精摄入量，女性每天大于 24 g 或者每周大于 84 g 纯酒精摄入量。然而，性别、酒精耐受程度等差异都会使得个体对酒精的安全阈值不尽相同，但饮酒量和饮酒持续时间是与肝脏疾病的严重程度呈正相关的。《中国居民膳食指南（2022）》建议，成年男性和女性每日的纯酒精摄入量均不应超过 15 g（中国营养学会，2022）。

酒精在体内约有 90% 通过肝脏代谢。酒精首先在乙醇脱氢酶（ADH）的作用下代谢成乙醛，乙醛在乙醛脱氢酶（ALDH）的作用下代谢成乙酸，乙酸以乙酰辅酶

A 的形式进入三羧酸循环，最后生成二氧化碳和水。当酒精浓度累积到一定程度时，肝脏会启用内质网的微粒体乙醇氧化系统（MEOS）进行代谢。还有一部分酒精会在过氧化氢酶（CAT）的作用下代谢成乙醛。非疾病状态下，肝细胞中存在抗氧化防御系统，包括抗氧化酶系［超氧化物歧化酶（SOD）、过氧化氢酶（CAT）等］和非酶抗氧化剂［谷胱甘肽（GSH）等］，可清除肝脏代谢产生的自由基，进而维持肝脏抗氧化酶系和 ROS 的动态平衡，起到保护肝细胞的作用。但是当过量摄入酒精时，随着酒精代谢伴随大量的 ROS 产生，超出了肝脏自身环境的清除能力，羟基自由基（·OH）和超氧阴离子（·O^{2-}）就会在肝细胞中大量累积，直接攻击细胞膜蛋白、磷脂双分子层等生物大分子，引起蛋白氧化和脂质过氧化，导致细胞膜通透性和完整性被破坏，进而影响细胞正常形态和功能，导致细胞损伤和凋亡（卓鑫鑫等，2024）。

基于黑莓中花青素、原花青素和黄酮等的强大抗氧化能力，研究发现，南京溧水地区产黑莓果浆，以及由黑莓果浆与药食同源中药（陈皮、葛根等）等复配而成的黑莓果浆复配品，均具有显著的抗氧化能力，且能够降低过量饮酒后体内酒精浓度，提高肝脏解酒酶活性，清除肝脏代谢过程中产生的自由基，减缓肝脏氧化应激，发挥解酒功效（郝彩凤，2024）。

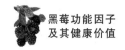
一、黑莓果浆中功能因子表征

1. 黑莓果浆中功能因子轮廓

采用超高效液相色谱-四级杆飞行时间质谱（UPLC-QTOF-MS/MS）联用技术对南京溧水地区产'Hull'和'Chester'黑莓果实原浆进行化学轮廓分析，共检测到42种功能因子（图10，表征结果请扫描二维码）。

表征结果

综合对照品和文献信息比对、同类型功能因子质谱裂解规律解析等手段，指认了其中36种功能因子的结构，包括4种花青素、6种原花青素单体及其聚合物、3种鞣花单宁、5种鞣花酸衍生物、6种黄酮、2种有机酸和10种三萜酸（郝彩凤 等，2024）。由分析结果可知，南京溧水地区产'Hull'和'Chester'黑莓的功能因子组成基本一致。

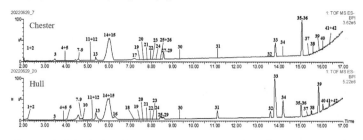

图 10　南京溧水地区产'Hull'和'Chester'黑莓果浆 BPI 色谱图

2. 黑莓果浆中各类功能因子含量

采用紫外-可见分光光度法对南京溧水地区产'Hull'和'Chester'黑莓果浆中总花青素、总原花青素、总黄酮、总酚和总三萜酸的含量进行测定，发现两个品种黑莓果浆中总原花青素、总黄酮、总酚含量没有显著差异（'Hull'分别为 6.07 mg/g、5.26 mg/g、17.03 mg/g，'Chester'分别为 6.13 mg/g、5.25 mg/g、16.36 mg/g），总花青素和总三萜酸的含量有一定差异（总花青素含量'Chester'比'Hull'高，为 0.12 mg/g 和 0.09 mg/g；总三萜酸含量'Hull'比'Chester'高，为 8.43 mg/g 和 5.86 mg/g。具体测定结果见图 11。

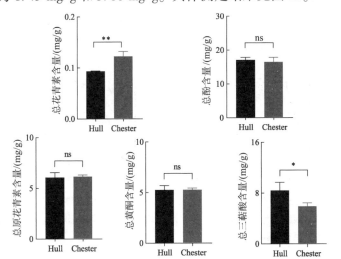

图 11　南京溧水地区产'Hull'和'Chester'黑莓果浆中各类功能因子含量（$n=6$，＊表示 $p<0.05$，＊＊表示 $p<0.01$，ns 表示无显著性差异）

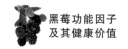

二、黑莓果浆体外抗氧化活性评价

采用 DPPH（1,1-二苯基-2-三硝基苯肼）和 ABTS
[2,2-联氮-二（3-乙基-苯并噻唑-6-磺酸）二铵盐] 法对
南京溧水地区产 'Hull' 和 'Chester' 黑莓果浆的抗氧
化活性进行了测定（以维生素 C 作阳性对照），发现两
个品种都具有自由基清除能力，且随着浓度的升高，抗
氧化能力也随之升高（图 12）。'Hull' 清除 DPPH 和
ABTS 的 IC_{50} 值分别为 3.56 mg/mL 和 7.80 mg/mL，
'Chester' 清除 DPPH 和 ABTS 的 IC_{50} 值分别为 6.65 mg/mL
和 8.92 mg/mL，表明 'Hull' 清除自由基的能力稍优于
'Chester'（图 13）。

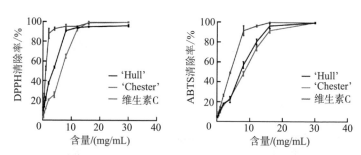

**图 12 南京溧水地区产 'Hull' 和 'Chester' 黑莓 DPPH 和 ABTS
自由基清除能力**

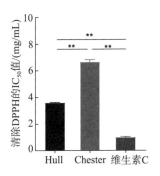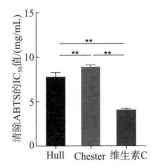

图13　南京溧水地区产'Hull'和'Chester'黑莓自由基清除的
　　　 IC_{50} 值（ $n=6$,[**] $p<0.01$ ）

三、黑莓果浆及其复配品可降低过量饮酒后 体内酒精浓度

对南京溧水地区产'Hull'黑莓果浆及其复配品的解酒作用研究发现，大鼠灌胃低量酒精（60%酒精，5.19 mL/kg，相当于70 kg成年人饮50度白酒75 mL）时，与模型组相比，提前连续7天给予黑莓果浆或其复配品组大鼠血中酒精浓度无显著差异，表明低量酒精在大鼠自身代谢能力范围内。大鼠灌胃高量酒精（10.38 mL/kg，相当于70 kg成年人饮50度白酒150 mL）时，无论是提前连续7天给予黑莓果浆或其复配品，还是灌胃酒精后给予单次黑莓果浆或其复配品，与模型组相比，黑莓果浆及其复配品均能显著改变血中酒精经时特征，不仅使体内酒精最大浓度降低，而且使达到最大浓度的时间延长，表明黑莓果浆及其复配品均能减少酒精的体内系统暴露水平（图14）。

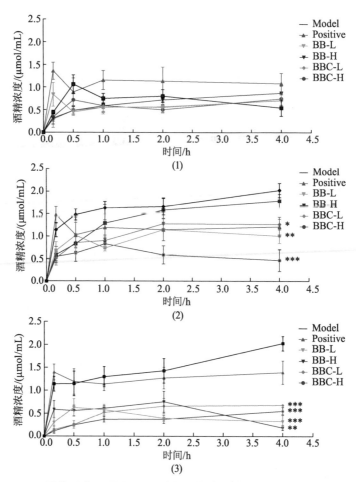

图 14　黑莓果浆及其复配品对大鼠体内酒精浓度的影响（ $n=6$ ，
＊表示 $p<0.05$ ，＊＊表示 $p<0.01$ ，＊＊＊表示 $p<0.005$ ，均
与模型组比较）

（1）低饮酒量，且提前连续 7 天服用黑莓果浆或其复配品；（2）高
饮酒量，且提前连续 7 天服用黑莓果浆或其复配品；（3）高饮酒量，
且单次服用黑莓果浆或其复配品 ［Model 表示模型组；Positive 表示
阳性药 HWJZ 组；BB-L 表示黑莓果浆低剂量组（4.5 g/kg）；BB-H
表示黑莓果浆高剂量组（9 g/kg），BBC-L 表示黑莓果浆复配品低剂
量组（4.5 g/kg）；BBC-H 表示黑莓果浆复配品高剂量组（9 g/kg）］。

四、黑莓果浆及其复配品可提高过量饮酒后肝脏解酒酶活性

肝脏中的乙醇脱氢酶（ADH）和乙醛脱氢酶（ALDH）是酒精的主要代谢酶。研究发现，大鼠灌胃低量酒精（60%酒精，5.19 mL/kg，相当于70 kg成年人饮50度白酒75 mL）时，与模型组相比，提前连续7天给予高剂量黑莓果浆能提高大鼠肝脏中ADH的活力；灌胃高量酒精（10.38 mL/kg，相当于70 kg成年人饮50度白酒150 mL）时，无论是提前连续7天给予黑莓或其复配品，还是灌胃酒精后给予单次黑莓果浆或其复配品，高剂量黑莓果浆和高、低剂量黑莓果浆复配品均可以提升ADH活力［图15（a）］。大鼠灌胃高量酒精时，提前连续7天给予黑莓果浆或其复配品，黑莓果浆及其复配品高、低剂量组均能提高ALDH活力；灌胃酒精后给予单次黑莓果浆，高、低剂量组均能提高ALDH活力［图15（b）］。

微粒体乙醇氧化系统（MEOS）是乙醇代谢的另一个重要代谢酶。过量的乙醇会诱导细胞色素P450 2E1酶（CYP2E1）代谢乙醇，同时产生肝毒性物质活性氧自由基（ROS）等，造成氧化应激和脂质过氧化，诱发酒精性肝病。研究发现，大鼠灌胃低量酒精（60%酒精，5.19 mL/kg，相当于70 kg成年人饮50度白酒75 mL）

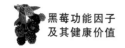

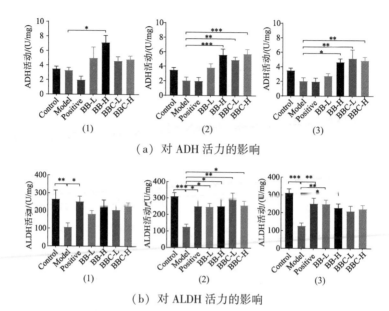

（a）对 ADH 活力的影响

（b）对 ALDH 活力的影响

图 15　黑莓果浆及其复配品对 ADH 和 ALDH 活力的影响（$n=6$，∗ 表示 $p<0.05$，∗∗ 表示 $p<0.01$，∗∗∗ 表示 $p<0.005$，均与 模型组比较）

（1）低饮酒量，且提前连续 7 天服用黑莓果浆或其复配品；（2）高 饮酒量，且提前连续 7 天服用黑莓果浆或其复配品；（3）高饮酒量， 且单次服用黑莓果浆或其复配品［Model 表示模型组；Positive 表示 阳性药 HWJZ 组；BB-L 表示黑莓果浆低剂量组（4.5 g/kg）；BB-H 表示黑莓果浆高剂量组（9 g/kg），BBC-L 表示黑莓果浆复配品低剂量 组（4.5 g/kg）；BBC-H 表示黑莓果浆复配品高剂量组（9 g/kg）］。

时，与模型组相比，黑莓果浆及其复配品对大鼠肝脏中 CYP2E1 活力均未见明显影响。大鼠灌胃高量酒精 （10.38 mL/kg，相当于 70 kg 成年人饮 50 度白酒 150 mL） 时，提前连续 7 天给予黑莓果浆或其复配品，高剂量组 均能减少大鼠肝脏中 CYP2E1 的过度激活；灌胃酒精后给予单次黑莓果浆或其复配品时，高、低剂量组均可抑制 CYP2E1 的过度激活（图 16）。这些结果表明，过量饮酒后，由于乙醇大量积累，使 CYP2E1 代谢途径被激活，而给予黑莓果浆或其复配品后，乙醇代谢加速，在体内的累积减少，从而减少了 CYP2E1 的过度激活。

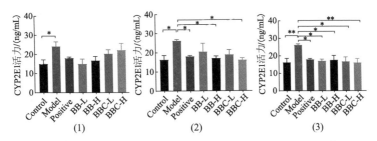

图 16　黑莓果浆及其复配品对 CYP2E1 活力的影响（$n=6$，＊表示 $p<0.05$，＊＊表示 $p<0.01$，＊＊＊表示 $p<0.005$，均与模型组比较）

（1）低饮酒量，且提前连续 7 天服用黑莓果浆或其复配品；（2）高饮酒量，且提前连续 7 天服用黑莓果浆或其复配品；（3）高饮酒量，且单次服用黑莓果浆或其复配品 [Model 表示模型组；Positive 表示阳性药 HWJZ 组；BB-L 表示黑莓果浆低剂量组（4.5 g/kg）；BB-H 表示黑莓果浆高剂量组（9 g/kg），BBC-L 表示黑莓果浆复配品低剂量组（4.5 g/kg）；BBC-H 表示黑莓果浆复配品高剂量组（9 g/kg）]。

由此可见，黑莓果浆及其复配品均可通过增强肝脏中 ADH、ALDH 活力，减缓 CYP2E1 过度激活，从而加速过量饮酒后体内酒精的代谢，减轻不适症状。

五、黑莓果浆及其复配品可提高过量饮酒后肝脏抗氧化能力

研究显示，大鼠灌胃低量酒精（60%酒精，5.19 mL/kg，

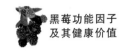
相当于 70 kg 成年人饮 50 度白酒 75 mL）时，与模型组相
比，黑莓果浆及其复配品对肝脏中超氧化物歧化酶
（SOD）、谷胱甘肽（GSH）和脂质过氧化反应终产物丙
二醛（MDA）的含量均无显著影响。这一结果表明，适
量饮酒时，酒精代谢产生的自由基在机体自身的调控范
围内，不足以对肝脏造成氧化损伤。大鼠灌胃高量酒精
（10.38 mL/kg，相当于 70 kg 成年人饮 50 度白酒
150 mL）时，提前连续 7 天给予黑莓果浆或其复配品，以
及灌胃酒精后给予单次黑莓果浆或其复配品，两种给药
方式下，GSH、SOD、MDA 较模型组均存在一定差异。
提前连续 7 天给予黑莓果浆低剂量组可显著回调 GSH 和
SOD 水平；给予黑莓果浆复配品，高、低剂量组均能显
著降低 MDA 水平。灌胃酒精后给予单次黑莓果浆，低剂
量组能显著回调 SOD 水平；给予单次黑莓果浆复配品，
高剂量组能显著回调 GSH 水平；给予单次高、低剂量黑
莓果浆和高剂量复配品均能显著降低 MDA 水平（图
17）。由此可见，黑莓果浆及其复配品可通过提高抗氧化
酶活力，降低脂质过氧化物水平，从而不同程度地改善
过量饮酒后的氧化应激。

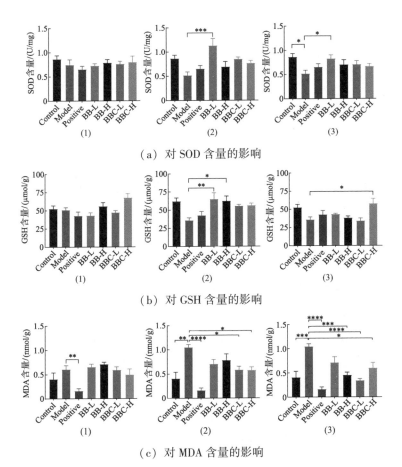

（a）对 SOD 含量的影响

（b）对 GSH 含量的影响

（c）对 MDA 含量的影响

图 17　黑莓果浆及其复配品对 SOD、GSH 和 MDA 含量的影响(*n*=6, ∗ 表示 *p*<0.05, ∗∗ 表示 *p*<0.01, ∗∗∗ 表示 *p*<0.005, 均与模型组比较)

（1）低饮酒量，且提前连续 7 天服用黑莓果浆或其复配品；（2）高饮酒量，且提前连续 7 天服用黑莓果浆或其复配品；（3）高饮酒量，且单次服用黑莓果浆或其复配品 [Model 表示模型组；Positive 表示阳性药 HWJZ 组；BB-L 表示黑莓果浆低剂量组（4.5 g/kg）；BB-H 表示黑莓果浆高剂量组（9 g/kg），BBC-L 表示黑莓果浆复配品低剂量组（4.5 g/kg）；BBC-H 表示黑莓果浆复配品高剂量组（9 g/kg）]。

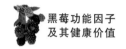
六、小结

南京溧水产'Hull'和'Chester'黑莓果浆含有丰富的功能因子组分，包括花青素、原花青素、鞣花单宁、黄酮和三萜酸等。大鼠高剂量酒精灌胃，无论是提前连续7天给予黑莓果浆或其复配品，还是灌胃酒精后给予单次黑莓果浆或其复配品，高、低剂量组均能显著降低体内酒精浓度；提前连续7天给予黑莓果浆或其复配品，黑莓果浆能够显著提升肝脏中GSH和SOD含量，增强抗氧化能力，复配品则表现出较好的降低MDA的作用；灌胃酒精后给予单次黑莓果浆或其复配品，可提升ADH和ALDH活力、抑制CYP2E1酶过度激活、回调SOD水平以及提升ADH的活性，而复配品在降低MDA水平上更优。由此可见，饮用黑莓果浆及其复配品可加速过量饮酒后体内酒精代谢，提高肝抗氧化能力，具有一定的解酒功效。相对于黑莓果浆，黑莓果浆复配品更利于降低过量饮酒后体内产生的细胞毒性物质MDA，对改善过量饮酒后身体的不适症状可能更加有益。

尽管实验动物的研究结果可供人体参考，但人体ADH、ALDH和CYP2E1等酒精代谢酶个体差异较大，黑莓用于人体的解酒功效以及适宜服用量等还需要进一步系统深入的研究。

参考文献

因篇幅所限，本书参考文献已生成下列二维码，供读者扫描查阅。

参考文献